まるごとわかる！

精神疾患

大阪人間科学大学特任教授，兵庫教育大学客員教授
東布施野田クリニック 理事長・院長
野田哲朗 監修

神奈川大学人間科学部人間科学科 教授
一般社団法人臨床心理職能開発機構南浦和つながりクリニック 代表理事
山蔦圭輔

東京薬科大学薬学部臨床医療薬学センター 講師
大友隆之
著

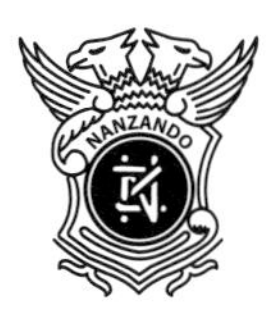

南山堂

はじめに

本書では，さまざまな精神疾患のうち，代表的ともいえる，うつ病や統合失調症，睡眠障害や摂食障害，依存症などをわかりやすくまとめました．また，精神疾患とは何か，どのような治療法が適するかなどについて概説し，実際に精神疾患の支援を行う際の第一ステップに役立てることができるよう工夫しています．

臨床場面において，多様な困りごとを抱えた「患者」や「クライエント」（心理臨床場面において，相談に訪れる方々をクライエントと呼ぶことがあります）に対面し，その困りごとの成り立ちを精査しアセスメントするうえで，精神医学的知識は欠かせません．そして，これらの知識は患者やクライエントの理解を促進するとともに，関わり方を選択するうえでも必要不可欠です．診断は医師により行われるものですが，診断基準に記載されている精神疾患やその症状などは，診断に用いるためだけに用いられるものではありません．私たち人間の心理／精神世界は，目で見て，あるいは話を聴いて，十分に理解できるものとはいえず，それは手に取るようにわかるといった性質をもつものではありません．こうした中，少しでも苦しみの中に生きる患者やクライエントが楽になれるよう，専門家として関わりをもとうとするとき，その苦しみを「扱いやすくすること」は必要不可欠です．そして，「扱いやすくすること」とは，その苦しみを十分に理解し，疾病概念として捉えることであり，ここでは診断基準に記載される内容が大いに役に立ちます．

一方，○○症や○○障害というラベリングが弊害を引き起こすこともあります．弊害とは，その名前で患者やクライエントを見てしまい，本来の「困っている人」をどこかに忘れてしまうことです．言い換えると，障害でその人を枠づけしてしまうということです．他者を理解するツールとして，本書が役に立つこと，これからの対人理解の土台となることを願っております．

本書は，監修を精神科医師の野田哲朗先生にお願いし，薬物療法では薬学部で教鞭をふるう大友隆之先生にご執筆をお願い致しました．心理専門職としての知識や経験を精神医学や薬学の知識や経験で補完していただきました．この場を借りてお礼申し上げます．また，筆の遅い私を見守って下さいました，南山堂編集部の松村みどり氏，吉原成紀氏に深くお礼申し上げます．

2023 年 7 月

神奈川大学人間科学部人間科学科 教授
一般社団法人臨床心理職能開発機構南浦和つながりクリニック 代表理事
山蔦圭輔

CONTENTS

COLUMN

第 1 章

精神疾患の診療の実際

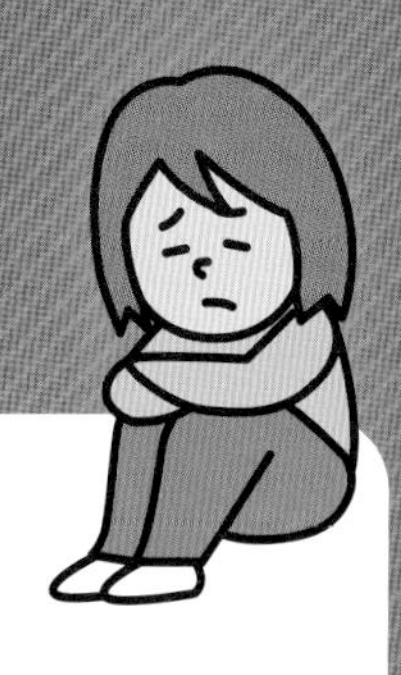

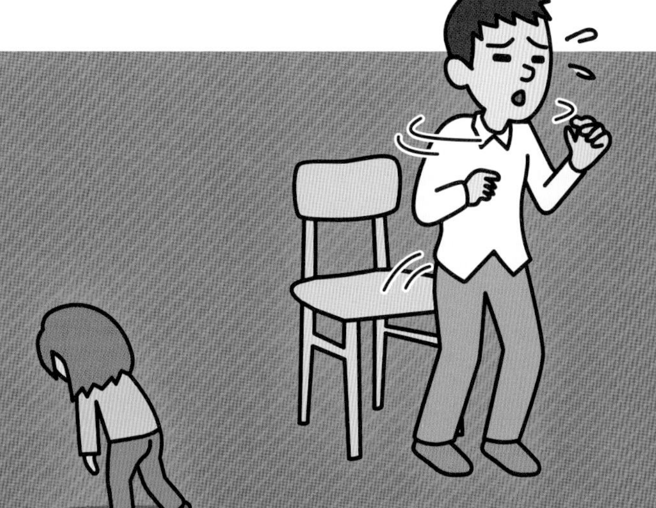

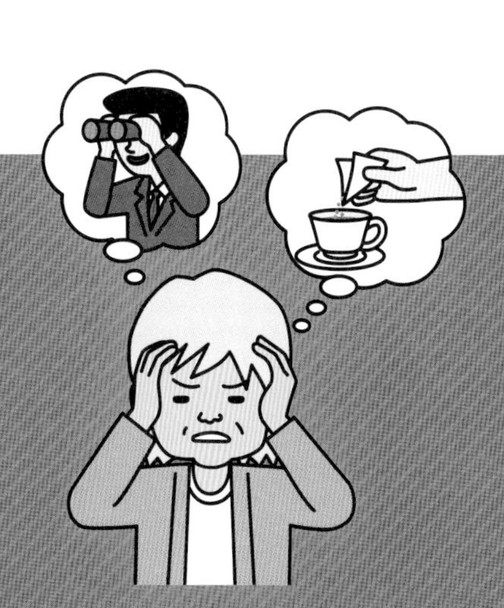

1 精神疾患とは

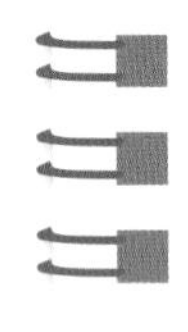

精神系の疾患とはどのようなものなのでしょうか？　精神疾患は身体的な疾患とは異なり，原因となる病巣や微生物などを目で見ることができませんが，私たちはどのような理解をして，どのような治療・支援を行うことが必要なのでしょうか？　ここでは，精神疾患とはどのようなもので，どのような症状がみられるのかについて解説していきます．

1 精神疾患の分類

POINT

疾患の原因などによって分類される

精神疾患にはどのようなものがあるか？

精神疾患は，いわゆる“心の病気”と表現されるものや，脳神経の異常などによって意識の障害を伴うものなどが該当します（**図 1**）．

具体的には，統合失調症やうつ病，不安症，摂食障害などの心理・行動的な問題が特徴的な「精神疾患」，頭部外傷や脳神経疾患などにより脳が障害されることによって引き起こされる「器質性精神障害」，感染症や内分泌疾患などから発生する「症候性精神障害」，てんかんに代表される「痙攣性疾患」などが該当します．

この器質性精神障害や症候性精神障害は，身体的な疾患によって精神疾患と同様の問題が生じるものです．器質性精神障害は，交通事故による頭部外傷や脳神経疾患（脳腫瘍や脳卒中など）による精神症状です．一方，症候性精神障害は，感染や内分泌疾患などが原因となり精神症状が生じるものです．

外因性・内因性・心因性とは？

精神疾患は，外因性・内因性・心因性という枠組みからも整理することができます（**図 2**）．外因性とは，身体的な疾患や外傷，物質の影響によって精神症状（幻覚など）が生じるものを指し，器質性精神障害や症候性精神障害もこれに該当します．内因性とは，人間の内部（遺伝的素因）が原因であるもので，統合失調症や双極性障害などが該当します．心因性とは，ストレスなどが原因で発症するもので，たとえば，心身症や不安症などは代表的な心因性の疾患です．

ただし，現在ではこれらの分類には妥当性がないとされ，伝統的分類として参考程度に用いられています（これに対して DSM，ICD（p.12 参照）を操

図 1 | 精神疾患の種類

本書で扱う主な疾患

精神疾患
いわゆる「心の病気」
- 統合失調症
- うつ病，双極性障害
- 摂食障害
- 不安症　など

器質性精神障害
脳が障害されることで起こる
- 認知症
- 頭部外傷後の精神症状　など

症候性精神障害
感染症や内分泌疾患などで起こる
- せん妄
- 甲状腺機能亢進症（低下症）による精神症状
- 産褥精神病　など

痙攣性疾患
大脳神経細胞の過剰な放電で起こる
- てんかん　など

図 2 | 外因性，内因性，心因性

外因性
外傷や炎症などによるもの
- 外傷による精神症状
- 感染や内分泌疾患による精神症状
- 物質使用による精神症状

など

内因性
遺伝子的素因などによるもの
- 統合失調症
- 双極性障害

など

心因性
ストレスなどによるもの
- 心身症（過敏性腸症候群，本態性高血圧など）
- 不安症
- PTSD

など

作的診断基準と呼びます）．患者さんの主観的な体験を理解する手がかりになるなどの有用性もあることから，現場では今なお使用されていますので，上手くつきあっていくことが肝要です．

2 精神疾患の症状

POINT

疾患ごとにみられる症状は異なる

精神疾患の症状とは？

精神疾患ではさまざまな症状が現れます．いずれも本人だけでなく，周囲の人々にとっても容易にコントロールできるものではなく，社会生活にも支障が出るケースも多いものです．以下に代表的ないくつかの精神症状について簡単に紹介します．もちろん，疾患ごとにみられる症状は異なりますので，詳しくは第２章の各疾患の解説を参照してください．

抑うつとは？

気分が沈んだ状態です．気分が落ち込むことは誰しもありますが，抑うつ状態＝うつ病というわけではありません．抑うつ状態はうつ病のひとつの特徴ではありますが，抑うつ状態はうつ病以外のさまざまな精神疾患でも生じることがあります．

抑うつ状態をはじめとするさまざまな特徴（意欲の低下，倦怠感，不眠，食欲減退など）が認められる場合にうつ病と診断されることがあります．

妄想とは？

妄想とは，事実ではないことを強く確信しており，訂正ができない状態です（**図３**）．本人はその考えが妄想であるとは認識できないこともあります．妄想にはさまざまな種類があります（詳しくは第２章「2. 統合失調症」（p.36）参照）．統合失調症の代表的な症状ですが，うつ病でも貧困妄想（経済的に困窮してしまうのではないかという妄想），罪業妄想（自分が罪を犯してしまっているのではないかという妄想），心気妄想（自分が病気にかかっているのではないかという妄想）と呼ばれる特徴的な妄想がみられることがあります．これらは微少妄想と呼ばれます．

> **ひとくちメモ**
>
> **神経症と精神病**
>
> 神経症とは，環境からのストレスなどにより不安や抑うつ状態などといった心身の不調を呈している状態を指します．伝統的に用いられてきた用語ですが，DSM-Ⅲ以降，神経症という概念はなくなりました．したがって，現代においては用いられることが少なくなった用語ともいえます．一方，精神病とは，妄想や幻覚を呈する疾患全般に用いられる用語で，主たる精神病としては，統合失調症が挙げられます．

図３｜妄想とは

事実ではないことを
強く確信してしまい，
訂正ができない状態になる

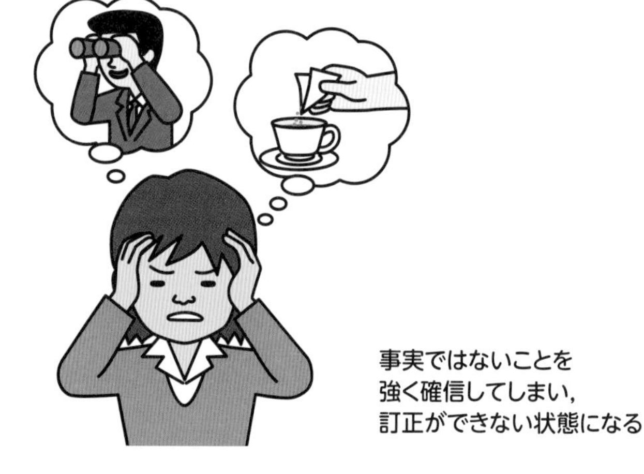

幻覚・錯覚とは？

幻覚とは「存在しないものを知覚すること」です．幻視，幻聴，幻臭，幻触など，五感に関するものがあります．たとえば，幻視では「そこにいない人が見える」などです（**図4**）．アルコール依存症における離脱症状やレビー小体型認知症でよくみられます．

錯覚とは「間違って知覚すること」です．錯視や錯聴があります．コードを蛇に見間違えるといったものです（**図4**）．

自傷行為・自殺とは？

自傷行為とは，わざと自らの身体を傷つけることです．リストカットや抜毛，頭を壁に打ちつける（ヘッドバンキング）などといった行為の他，薬物の過剰摂取なども含まれます．境界性パーソナリティ障害などの一つの症状として現れることもあります．

自殺は自死とも呼ばれます．また，「死にたい」あるいは「消えてなくなりたい」などと考えることを希死念慮（きしねんりょ）といいます．また，自殺を企てることを自殺企図といいます．自殺は，うつ病やアルコール使用障害である場合に生じやすいとされていますが，その他のさまざまな精神疾患でも自殺のリスクは上昇するとされています．

図4 幻覚と錯覚

幻覚

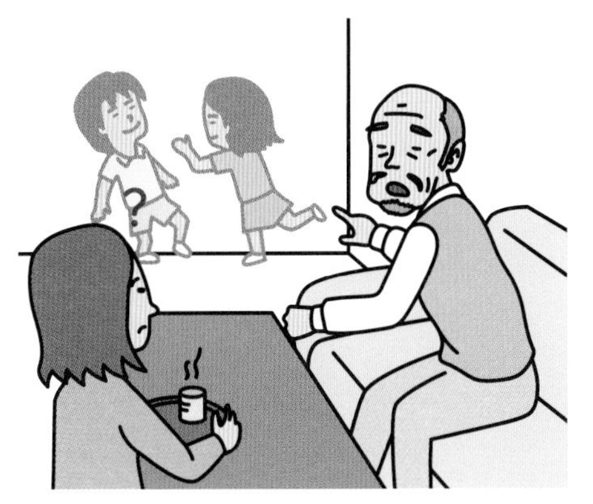

存在しないものを知覚する

錯覚

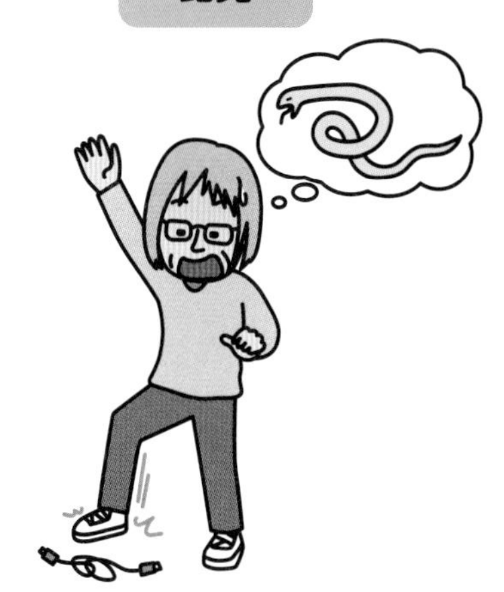

間違って知覚する

2 精神疾患の検査・診断

精神疾患を理解し，的確にアセスメントするためには，治療場面における観察やさまざまな検査を用いた情報収集が必要不可欠です．検査はこれだけではありませんが，さまざまな検査が存在しますが，精神疾患の理解を促進する重要な情報を提供するものがこうした検査です．また，精神疾患を評価する際，症状や心理・行動的特徴が記載されている診断基準が用いられます．ここでは，精神疾患の検査法と診断基準について紹介します．

1 脳波検査

POINT

脳の器質的・機能的疾患やてんかん，脳血管疾患などの検査に用いられる

脳波検査とは？

脳の器質的・機能的疾患やてんかん，脳血管疾患などの疑いがあるときに実施される検査です．頭皮上に複数の電極を装着し，電位差を測定します．脳波は周波数により**表 1** のように分類され，それぞれに特徴があります．

表 1 脳波の種類

	周波数	出現時
β波（ベータ）	14～30Hz	入眠時，薬物使用時，頭部損傷などで出現
α波（アルファ）	8～13Hz	覚醒安静・閉眼時に顕著に出現
θ波（シータ）	4～7Hz	入眠時，浅い睡眠時に出現
δ波（デルタ）	1～3Hz	睡眠時の他，てんかんや脳血管障害，意識障害時に出現

2 画像診断

POINT

脳の器質的・機能的疾患やてんかん，脳血管疾患などの検査に用いられる

画像診断にはどのような検査がある？

画像診断には，CT（computed tomography，コンピュータ断層撮影），MRI（magnetic resonance imaging，磁気共鳴画像），SPECT（single photon emission computed tomography，単一光子放射断層撮影）などがあります．それぞれの概要を紹介します．

CTとは？

CTでは，X線を全方位から照射することで，非侵襲的に身体の断面を画像として示すことができます（**図1**）．脳血管疾患などの脳の器質的疾患や認知症における脳の萎縮，てんかんにおける病変部位の発見などを目的に検査が行われます．撮影時間は比較的短く，横断面の画像を得ることができますが，放射線への被曝があります．

MRIとは？

MRIでは，生体を磁場に安置しラジオ波を照射することで，非侵襲的に身体の断面を画像として示します（**図2**）．CTと同様に，脳血管疾患などといった脳の器質的疾患や認知症における脳の萎縮，てんかんにおける病変部位の発見などを目的に検査が行われます．CT検査と比較して撮影時間は長いですが，任意に断面の画像を取得することが可能です．ただし，磁気が発生するため，ペースメーカーなどといった金属を使用した機器を使用している患者には使用できません．

SPECTとは？

SPECTでは，放射性の検査薬を投与し，その検査薬が集積した箇所から放出される放射線を画像化します．脳血管SPECT検査の場合，脳血流分布を知ることができます．認知症の確定診断やてんかんの焦点（てんかんの原因となる過剰な電気的興奮が起こる部位）を同定する際の有力な検査法です．

図1 CTによる画像撮影

身体の全方位から
X線を照射することで，
身体の断面像を
見ることができます．

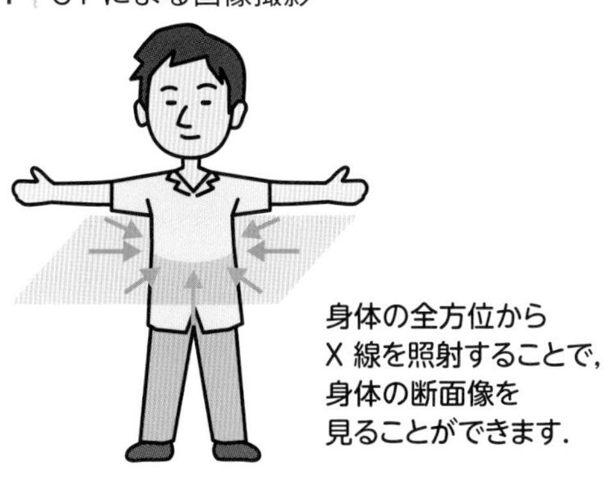

図2 MRIによる画像撮影

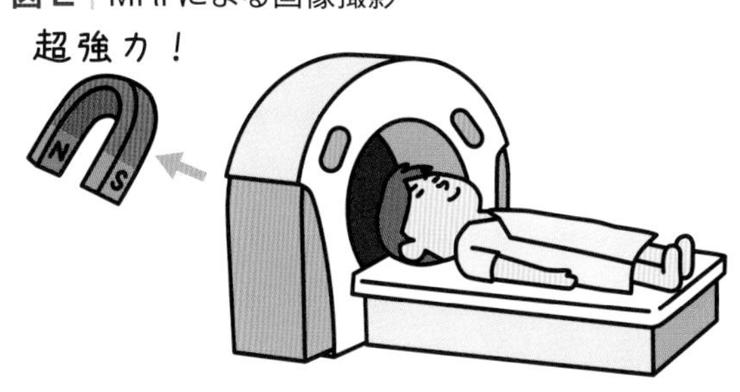

MRIは超強力な磁気によって，体内の水素原子に共鳴現象を起こさせることで，反応する信号を撮影・画像化します．

ひとくちメモ

近赤外線分光法（NIRS）

近赤外線分光法（near-infrared spectroscopy；NIRS）は，頭皮に近赤外線を照射し，脳内における血中ヘモグロビンの変化を測定するものです．さまざまな臨床研究が行われており，各精神疾患に特徴的なNIRSの波形の存在の可能性が示唆されています．現在のところは，診断の補助的な役割として利用されています．

3 神経心理学検査

POINT

高次脳機能障害や認知症などの検査として用いられる

神経心理学検査とは？

神経心理学検査は，高次脳機能障害や認知症に対して用いられることが多い検査です．記憶や言語能力，視空間認知機能など，脳機能の状態について検査することができます．代表的な認知機能検査を以下に紹介します．

改訂長谷川式簡易知能評価スケールとは？

認知症のスクリーニングテスト（弁別するための検査）です．質問項目は9項目（年齢・日付の見当識・場所の見当識・即時記憶・計算・逆唱・遅延再生・視覚記憶・語想起および流暢性）で，30点満点中20点以下の場合は認知症の疑いありと評価しますが，実際に認知症かどうかは，その他の情報を加味し，十分に精査したうえで判断されます．

ミニメンタルステート検査とは？

認知症やせん妄などを評価する検査です．全11項目（時間の見当識・場所の見当識・聴覚言語記銘・注意と計算・再生・呼称・復唱・理解・読字・書字・描画）で構成されています．1問への回答時間は10秒と決められており，30点満点中23点以下で認知症の疑い，24点～27点で軽度認知障害の疑いと判断されます．

ウィスコンシン・カード分類検査とは？

前頭葉の機能を評価する検査です．特に実行機能（思考や行動を制御する認知機能）を評価することができます．すべて異なる4つの色と形が描かれた4枚のカードを見本とします（**図3**）．受検者には，1枚ずつ色と形が描かれたカードが手渡され，4枚の見本カードを参照しながら分類することが求められます．受検者には，分類のルールは伝えず，1枚分類するたびに正誤が伝えられます．検査の途中でルールを変更し，受検者の反応を測定することなどから認知機能を評価します．

Kohs立方体組み合わせ検査とは？

赤・白・青・黄の4色に塗り分けられた立方体のブロックをモデルと同様に組み立てる検査です．認知症や視空間失認などを評価することができます．2問連続して不正解になると，検査は終了します．

図３ ウィスコンシン・カード分類検査で使用されるカード（見本）

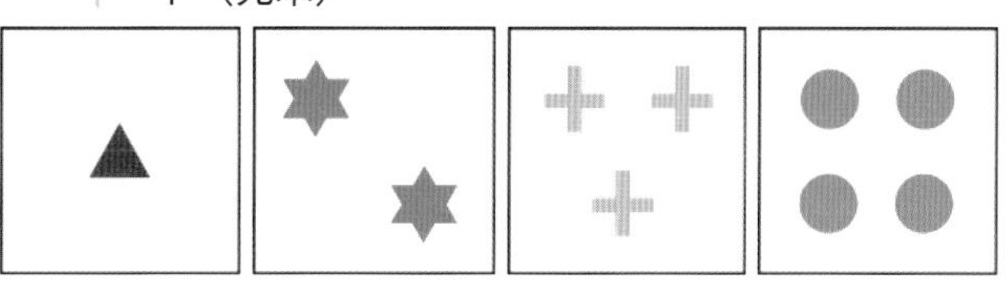

（本検査の著作権は三京房に帰属）

Rey-Osterrieth 複雑図形課題とは？

高次脳機能障害などの視空間認知機能や視覚性記憶を評価する検査です．複雑な図形の模写を求め，即時再生または一定時間（15～60分）後にモデルなしでの想起が求められます．

4 知能検査

POINT

知的側面の発達を評価するために用いられる

知能検査とは？

知能検査は，知的側面の発達について評価するものです．発達障害をはじめとした問題をアセスメントする際の有力な補助的情報を提供します．学業成績の良さと関係する可能性もありますが学業成績そのものを測定するものではありません．また，認知症などは知的能力の低下を伴うことから，ウェクスラー式検査であるWAISを用いて評価することもあります．ここでは，代表的な知能検査を紹介します．

ウェクスラー式検査とは？

発達年齢に応じて，WPPSI（2歳6ヵ月～7歳3ヵ月対象），WISC（5歳0ヵ月～16歳11ヵ月対象），WAIS（16歳0ヵ月～90歳11ヵ月）が標準化されています．それぞれ，知覚処理や言語能力などを測定できるいくつかの検査から構成されています．

ビネー式検査とは？

歴史がある知能検査です．1905年に心理学者ビネーが医師シモンの協力によって開発し，その後1908年，1911年と改訂されました．1916年には心理学者ターマンにより，スタンフォード・ビネー知能検査が刊行され，日本語版としては，田中ビネー知能検査や鈴木ビネー知能検査が開発されています．いずれの検査も複数の問題から構成されており，各問題ともその年齢で50～70％の者が通過（正答）できるように作成されています．

5 投影法による検査

POINT

パーソナリティや情緒的側面，自我機能の測定などに用いられる

投影法とは？

抽象的な図版を提示し，自由な反応を整理・評価することで検査対象者のパーソナリティや情緒的側面，自我機能を測定する方法です．日本では，精神科医療の場で用いられることも多い検査です．ここでは，代表的な投影法の検査を紹介します．

> **ひとくちメモ**
> **自我機能**
> 自我機能には，現実検討機能（正確に現実をとらえ認識する能力），防衛機能（内的感情や衝動をコントロールする能力），適応機能（外界を適切に取り入れ，また自身の言動を調整しながら発信する能力）などといった機能が想定されており，心理的な問題を抱える場合にはこれらの機能が脆弱になる可能性があります．

ロールシャッハテストとは？

ロールシャッハテストには，いくつかの体系的な方法があります．10 枚の図版（左右対称のインクブロット，**図４**）を提示し，それぞれに対する反応を評価し，スコアリングします．精神科医療の場では，質問紙法であるミネソタ多面人格目録（MMPI，後述）とテストバッテリーが組まれることもあります．

左右対称のインクブロットを提示し，「何に見えるか」「どこがそう見えたか」などを聞き取ります．

図４｜ロールシャッハテストの図版例

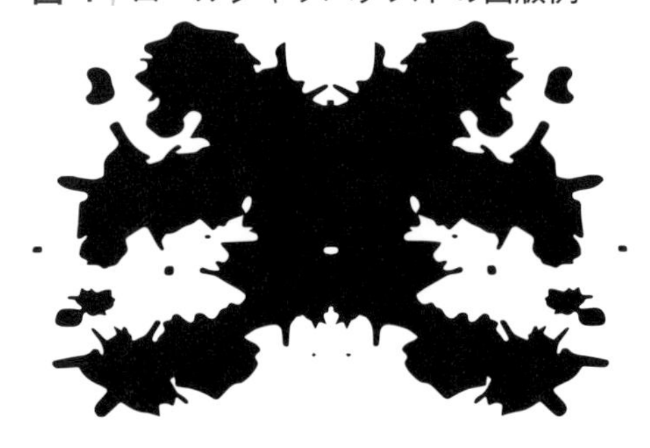

> **ひとくちメモ**
> **テストバッテリー**
> いくつかの検査を組み合わせることを，テストバッテリーを組むといいます．投影法であるロールシャッハテストと質問紙法である MMPI との組み合わせもテストバッテリーですが，いくつかの質問紙法を組み合わせることもあります．ただし，検査対象者の負担が過大にならないよう配慮する必要があります．

絵画統覚検査（TAT）とは？

絵画統覚検査（thematic apperception test；TAT）は，全 30 枚の図版（少年・少女・男性・女性などで選択する図版が異なります）から，20 枚の図版

図５｜TAT の図版例

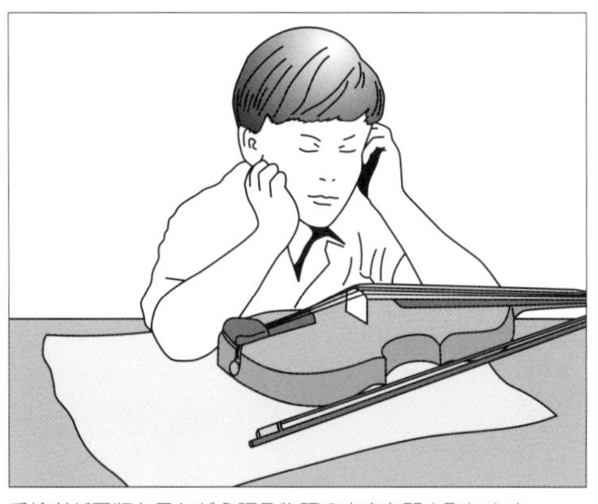

受検者が図版を見ながら語る物語の内容を聞き取ります．

図6 P-F スタディの図版例

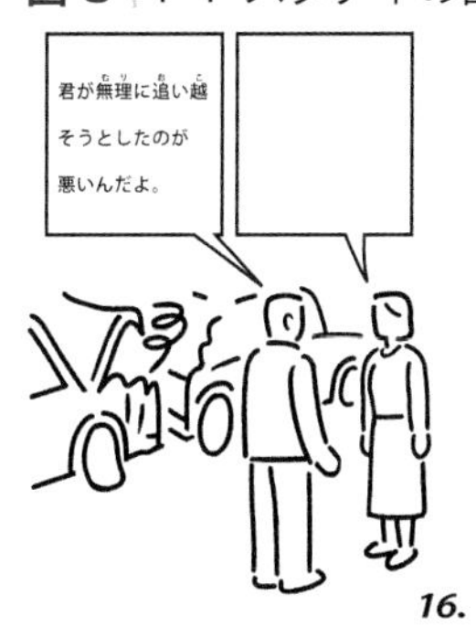

君が無理に追い越そうとしたのが悪いんだよ。
16.

成人用（超自我阻害場面）

けがはしなかった？
15

児童用（超自我阻害場面）

4冊持って来られても，図書館の規則では1回に2冊しか持ち出しを許されていないのですが……。
6.

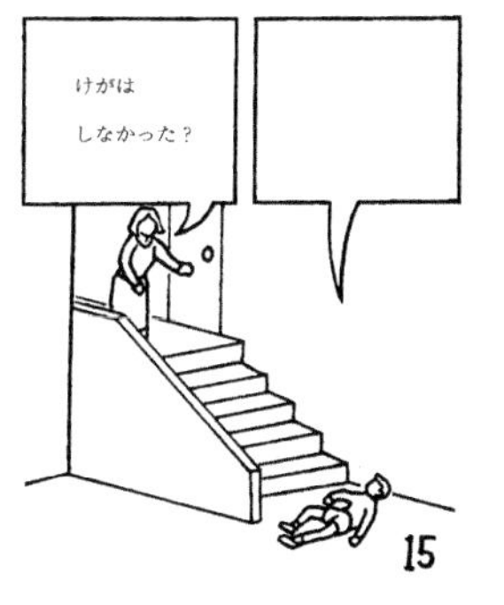

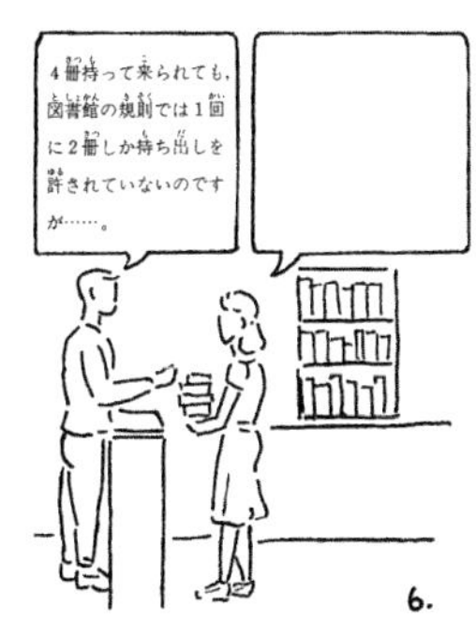

青年用（自我阻害場面）

を提示し（**図5**），受検者が物語を語るもので，その物語を評価します．受検者の人間関係が投影される検査ともいえます．

絵画欲求不満テスト（P-F スタディ）とは？

絵画欲求不満テスト（picture-frustration study, P-F スタディ）は，欲求不満が生じる場面で，受検者がどのような言語的反応を生じさせるかを検討する検査です．欲求不満が生じる全24場面が想定されており，すべての吹き出しに記述を終えたらアグレッションの方向とアグレッションの型について評価します（**図6**）．

アグレッションとは単なる「怒り」ではなく，欲求不満が生じる場面でその状態にどのように対処するかというもので，「主張性」と表現されます．

6 質問紙法による検査

POINT

項目から最も当てはまる選択肢を選ぶ形式の検査

質問紙法とは？

質問紙法は，項目を読んで最も当てはまる選択肢を選択する形式の検査です．医療機関で用いられる質問紙法検査の多くは，開発の過程で大規模な調査が行われ，信頼性と妥当性が確認されていることが多いです．また，標準化されカットオフポイント（例：その得点より高い場合にはリスクが高いなど，スクリーニングする際の基準になる得点）が設定されているものもあります．ここでは，代表的な質問紙法による検査を紹介します．

ミネソタ多面人格目録（MMPI）とは？

ミネソタ多面人格目録（Minnesota multiphasic personality inventory；MMPI）は，歴史のあるパーソナリティの検査です．フルバージョンで550項目の項目数を有する検査で，15歳以上が対象です．ロールシャッハテストとテストバッテリーが組まれ

ひとくちメモ

信頼性と妥当性

　信頼性とは，同じ症状の患者が複数いたときに，その症状を測定する検査を実施すると同じ結果が出る性質のことです．妥当性とは，測定したいものをしっかり測定できている性質のことです．両者とも十分確保された検査は，利用価値が高い検査といえます．

ることもあります．現在ではMMPI-3が刊行されており，MMPI-3ではDSM-5に基づくなど改訂されました．項目数は335項目と削減されています．

うつ性自己評価尺度（SDS）とは？

　うつ性自己評価尺度（self-rating depression scale；SDS）は，全20項目の自己記入式の心理検査で，抑うつ状態（主感情，生理的随伴症状，心理的随伴症状）を測定することができるものです．18歳以上に使用可能で，うつ病患者では60点以上を示すとされています．

ベック抑うつ質問票（BDI）とは？

　ベック抑うつ質問票(Beck depression inventory；BDI)は，現在では改訂版(Beck depression Inventory-Second Edition；BDI-Ⅱ）が刊行されています．

ひとくちメモ

標準化

　標準化とは，大規模なデータを収集して一般化することを指します．標準化のプロセスでは，取得したデータを統計的に分析します．具体的には，10歳児の発達を測定する検査を開発する場合，多くの10歳児にその検査への回答を求め，その回答得点の平均と標準偏差を特定の値に調整することを指します．偏差値は標準化の代表例で，偏差値50は，10歳児のちょうど中間に位置づけられることを意味します．

BDI-Ⅱは全21項目の自己記入式の心理検査で，過去２週間における気分の落ち込みを評価することができるものです．14～19点以上が，落ち込みを有すると判断する境界であるとされています．

状態・特性不安検査（STAI）とは？

　状態・特性不安検査(state-trait anxiety inventory；STAI）(Form X)は，ここ最近の不安である状態不安を測定する20項目と性格的な不安である特性不安を測定する20項目，計40項目の自己記入式の心理検査です．標準化された得点が55点以上の場合，高不安と評価します．

（MMPI，SDS，STAIの著作権は三京房に帰属）

7　精神疾患の診断と診断基準

POINT

代表的なものにICD-11やDSM-5がある

診断基準とは？

　精神疾患を理解するうえで，診断基準を十分に知ることは必要不可欠です．従来，外因性・内因性・心因性の分類によって診断されてきましたが，信頼性と妥当性がないことから，信頼性を向上させ，世界的に標準化することを目的として，操作的診断基準が用いられるようになりました．それが，ICD（international statistical classification of diseases and related health problems，疾病及び関連保健問題の国際統計分類）やDSM（diagnostic and statistical manual of mental disorders，精神疾患の診断・統計マニュアル）です．現在では，ICD は第 11 版，DSM は第 5 版が刊行されています．

本書は主に DSM-5 に準拠しています．

ICD とは？

ICD は，WHO が作成する国際的な診断基準です．精神疾患のみならず，さまざまな身体疾患・神経疾患の特徴が掲載されています．国際的に統一した基準で，疾病や死因が分類されており，それぞれの疾病にはコードが付されています．このコードは医学的分類を行う際に統一されているもので，カルテの管理などで利用されています．ICD-11 には，**表 2** のような内容が掲載されています．

DSM とは？

DSM は，アメリカ精神医学会が作成した診断基準で，世界的に使用されています．ICD とは異なり，精神疾患に特化しています．DSM では，あらゆる精神疾患が 22 にカテゴリ分けされ，そこからさらに下位カテゴリに分かれています．たとえば，大カテゴリとして「統合失調症スペクトラム障害および他の精神病性障害群」があり，その下位カテゴリとして，「統合失調型（パーソナリティ）障害」や「妄想性障害」，「短期精神病性障害」などが配置されています．

DSM にも，ICD と同様に分類のためのコードが付記されており，カルテ管理などで使用されていますが，DSM には DSM のコードだけでなく ICD のコードも付記されています．たとえば，「統合失調症スペクトラム障害および他の精神病性障害群」に含まれる「妄想性障害」は「297.1（F22）」と記されます．「297.1」が DSM-5 のコードで，「F22」が ICD-10 のコードです（現在のところ，DSM-5 に記載される ICD のコードは ICD-10 のものです）．

診断で重要な情報とは？

精神疾患は，これらの診断基準を踏まえて診断名がつけられることがあります．しかし，診断基準に記載された内容だけでなく，経過や現状などを十分に踏まえる必要があります．患者の行動や心理的状態を観察した結果や，各種検査の結果も診断の重要な情報です．

表 2 ICD-11 の構成（仮訳）

第 1 章 感染症又は寄生虫症	第 15 章 筋骨格系又は結合組織の疾患
第 2 章 新生物	第 16 章 腎尿路生殖器系の疾患
第 3 章 血液又は造血器の疾患	第 17 章 性保健健康関連の病態
第 4 章 免疫系の疾患	第 18 章 妊娠，分娩又は産褥
第 5 章 内分泌，栄養又は代謝疾患	第 19 章 周産期に発生した病態
第 6 章 精神，行動又は神経発達の障害	第 20 章 発達異常
第 7 章 睡眠・覚醒障害	第 21 章 症状，徴候又は臨床所見、他に分類されないもの
第 8 章 神経系の疾患	第 22 章 損傷，中毒又はその他の外因の影響
第 9 章 視覚系の疾患	第 23 章 傷病又は死亡の外因
第 10 章 耳又は乳様突起の疾患	第 24 章 健康状態に影響を及ぼす要因又は保健サービスの利用
第 11 章 循環器系の疾患	第 25 章 特殊目的用コード
第 12 章 呼吸器系の疾患	第 26 章 伝統医学の病態・モジュール I
第 13 章 消化器系の疾患	第 V 章 生活機能評価に関する補助セクション
第 14 章 皮膚の疾患	第 X 章 エクステンションコード

（文献 4）より作成）

ひとくちメモ

診断名とバイアス

疾患の原因となるものが目に見えない精神疾患の場合，ある診断がつくと，その診断名によってその人のみえ方が変わってしまうことがあります．たとえば，これまでは「元気がなかった〇〇さん」が，診断名がつくと「××障害の〇〇さん」となり，××障害の特徴によってのみ，その人をみて理解したつもりになってしまうことがあります．こうした状態は，いわばバイアスがかかっている状態であり，その人の本質を見失うリスクを伴います．診断名がつくということは，障害や病気を理解するうえでとても大切であり，治療や支援の指針になるものです．ただし，その情報がすべてではなく，私たちが対峙するべき対象は，障害や病気を抱えたその人本人であることを忘れてはいけません．

ひとくちメモ

操作的診断基準

さまざまな精神疾患を診断する際，多くの場合は，その症状により判断されます．精神疾患の診断では，「骨が折れているから骨折である」というように明確に判断できる基準を設けることは難しいと言わざるを得ません．そこで，ある疾患の特徴を明確化し，客観的な基準としてまとめたものが操作的診断基準です．基準を明確化するために統計が用いられています．操作的診断基準の代表的なものが，ICD（疾病及び関連保健問題の国際統計分類）と DSM（精神疾患の診断・統計マニュアル）です．

3 精神疾患の治療 ①心理（精神）療法

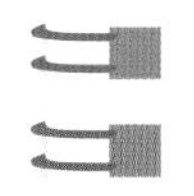

精神疾患の治療法は多種多様です．このうち心理（精神）療法は，さまざまな精神疾患に有効な治療法のひとつです．ここでは，代表的なものとして，精神分析療法と認知行動療法を紹介します．もちろん，心理（精神）療法はこの 2 つだけではありませんので，詳しくは成書を参照してください．

1 精神分析療法

POINT

無意識下に抑圧された過去経験を多様な方法で理解し，介入することで治療的効果をもたらす

精神分析療法とは？

精神分析療法は，精神分析学を学問的なベースとして体系化された治療法です．精神分析的心理療法や力動的精神療法と呼ばれることもあります．精神分析学の生みの親であるフロイトが創始した方法ですが，これまでに精神分析の流れを汲む多くの研究者・実践家がさまざまな精神分析学の理論や精神分析的な治療法を提唱してきました．

以下に簡単に解説をしていきますが，精神分析療法を修得するには十分なトレーニングが必要です．

精神分析療法の理論とは？

まずは，精神分析学や精神分析療法の基本となる考え方を紹介します．

局所論とは，人間の心理的側面を，意識・前意識・無意識に分けてとらえるものです．ここでは心的装置（**図 1**）と呼ばれるモデルが想定されています．

構造論とは，人間を動かすこころのエネルギーについて説明した理論です．ここでは，人間はリビドー（本能的欲動）に方向づけられると考えます．そして，リビドーを充足する方向へ人間を導く（これは快楽原則と呼ばれます）ものとしてイド（エス）が想定されています．しかし，人間が日常生活を営むうえで，リビドーを充足すること，すなわちイドを自由にさせることは好ましくありません．そこで，イドを抑え，現実の生活で問題が生じることのないように方向づける（これは現実原則と呼ばれます）ものとして自我（エゴ）が想定されています．また，人間が社会的動物として生活するためには，秩序を守ることなども大切です．ここで活躍するのが超自我（スーパーエゴ）です．イド・自我・超自我は，人間が人間らしく生きるために必要なこころのエネルギーといえるでしょう．

病因論とは，さまざまな問題が生じる原因などの

図1 | 心的装置

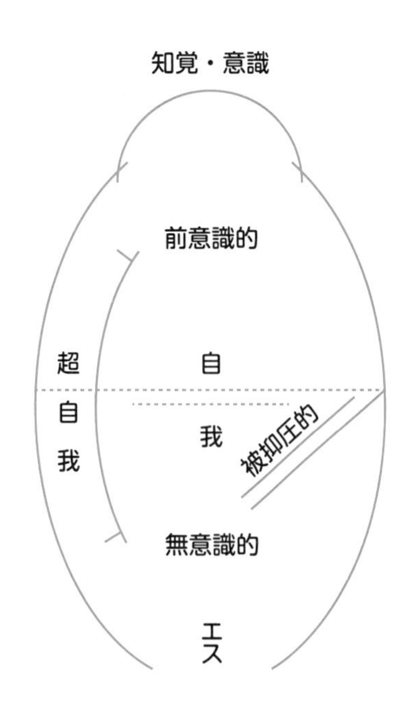

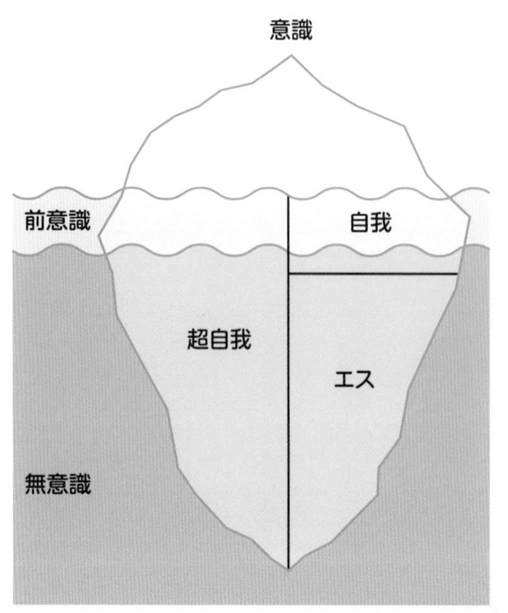

(Freud, 1933)

考え方です．たとえば，耐えがたい脅威や嫌悪的な体験をしたとき，破綻しないように自我がその体験を無意識下へ抑圧します（**図2**）．無意識の世界は，覚醒しているときには意識化することはできませんが，無意識下で影をひそめ，さまざまな症状を引き起こすと考えられます．精神分析学では，無意識下に抑圧された過去の経験が現在の問題を引き起こすと考えます．そして，無意識下の経験は，言葉の端々にその内容が投影されるとし，自由連想法（後述）などによって言語化される内容を解釈することで，治療が行われます．

図2 | 無意識下への抑圧

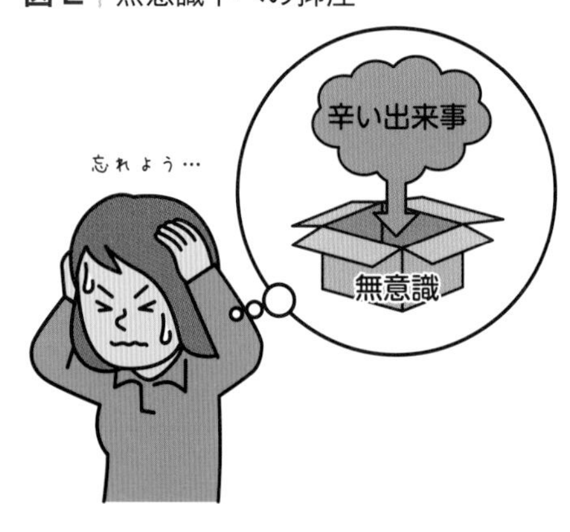

精神分析療法の方法は？

精神分析療法では，治療者と患者とが治療契約という一定の契約（ひとくちメモ参照）に基づき，言語的交流を通して，患者の自己洞察を促します．ここでは，患者の過去と現在の経験を言語化することが求められます．

このうち，自由連想法（自由に思いつくことを言語化する方法）は，言語化を促すための有名な方法です．言語化された内容は，親子関係や性的感情を投影しているものとしてとらえます．そして，言語化のプロセスでは，抵抗や転移が生じます．

抵抗とは，患者が言語化できなくなることで治療が中断されてしまうことなどを指します．これは言語化（意識化）することが困難である場合に，無意識的に言語化（意識化）が制限されることによって起こります．転移とは，患者から治療者へ感情を向けることです．治療者から患者へ感情を向けることは，逆転移といいます．恋愛感情や慕う気持ちなどは陽性，嫌悪や攻撃などは陰性とされます（**図3**）．

抵抗や転移によって治療が進まないと感じられることもありますが，こうした現象を治療者が十分に理解し，解釈することが必要です．たとえば，父親との関係に強い懸念がある患者が，本来父親に向けるべき嫌悪的な感情を治療者に向けることで治療関係が変化し，うまくいっていた治療が進まなくなるのは陰性転移です．ここで，治療者は自身に向けられる嫌悪的な感情を，単に「自分は患者に嫌われた」と受け取るのではなく，その感情は本来父親に向けられるものであることを解釈し，患者へフィードバックすることが求められます．これは解釈投与と呼ばれます．解釈投与により患者は洞察を促され，過去と現在の体験を再統合することで，安定することを目指します．

ひとくちメモ

治療契約

治療契約とは，治療の時間や料金，治療場面で扱えることや扱うことができないこと，守秘義務など，治療を進めるうえで必要不可欠な情報を提示して同意を得ることで治療者と患者が契約を締結することです．精神分析療法以外であっても心理的支援を行う際には治療契約を結ぶことは必須です．

図3 転移・逆転移

陽性の転移

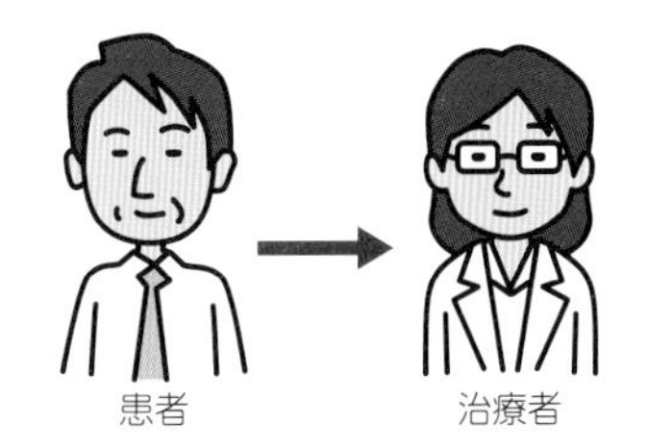

陽性の逆転移

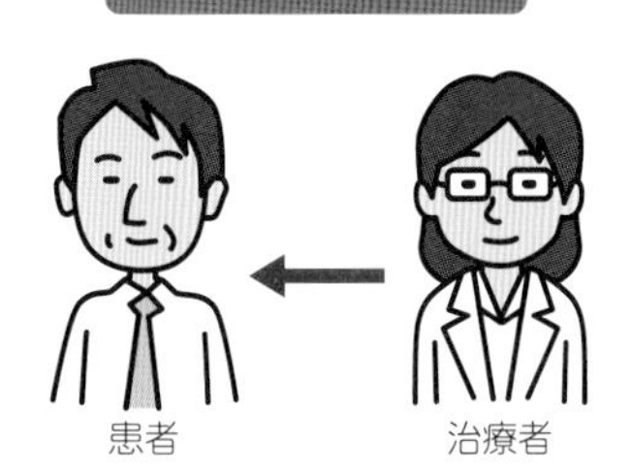

信頼，尊敬，情愛，感謝など

陰性の転移

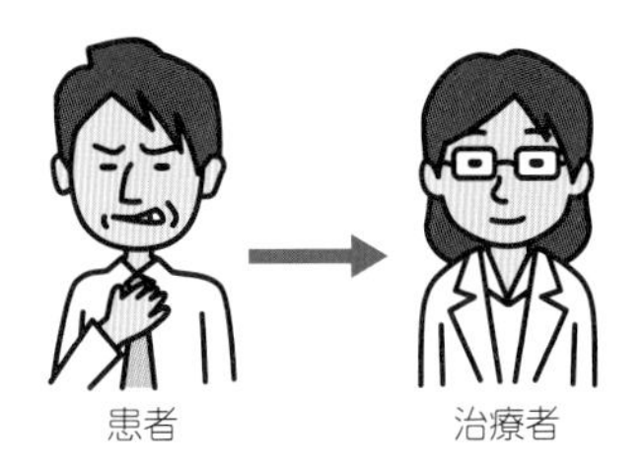

陰性の逆転移

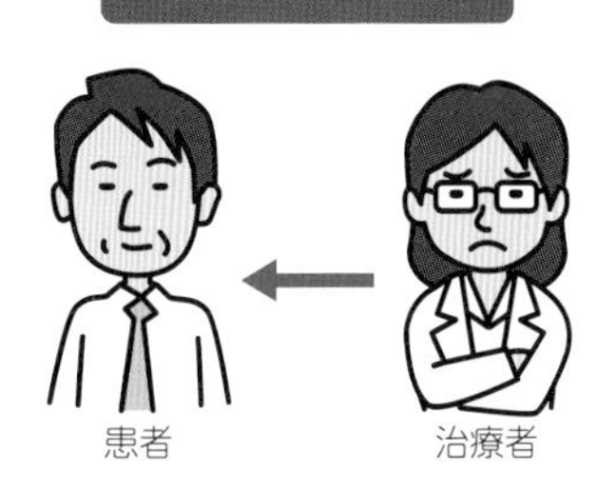

敵意，攻撃性，猜疑心，不信感など

2 認知行動療法

POINT

行動的技法と認知的技法を組み合わせて，よりよい認知を使い，適応的な行動を学習する

認知行動療法とは？

認知行動療法は，行動療法で用いられる行動的技法と認知療法で用いられる認知的技法を組み合わせたもので，患者の問題に合わせて技法を取捨選択し，行動や認知の変容を促します．その治療効果について世界的にもエビデンス（治療効果の根拠）が認められており，日本では診療報酬も算定されます．うつ病や不安症，摂食障害などを治療する際には第一選択とされることもあります．

認知行動療法の特徴は？

他の心理療法にも共通することですが，認知行動療法では治療関係を重視します．認知行動療法を実施する際には，治療者と患者とが共同して進めるというスタンスを取ります．治療における目標を治療者と患者とが共有し，また，その目標に向かうことを患者が同意することも重視しており，こうしたスタンスは他の心理療法（精神療法）における治療契約とは違いがあります．

以下では，行動的技法と認知的技法をそれぞれどのように用いるか簡単に解説します．

行動的技法とは？

行動的技法は，心理学における学習（オペラント条件づけなど）の考え方を応用し，好ましくない行動を好ましい行動へと変容させることを目的とします．つまり，ある好ましい行動が出現したときに報酬を与えることで，その行動を定着させる（学習させる）ということです．ここでの報酬とは物理的なもの（お金や物）だけではなく，心理的なものも該当します．心理的報酬とは，自己効力感（セルフエフィカシー）や有能感，達成感などです．患者にとってより生活が送りやすい行動を探し出し，患者が実際に体験し，報酬（「自分にもできる」という気持ち）を得ることで修得するといったプロセスです．

また，問題行動が生じている際にその問題行動がどのように生じ，なぜ持続しているのかを正確に理

図４｜機能分析

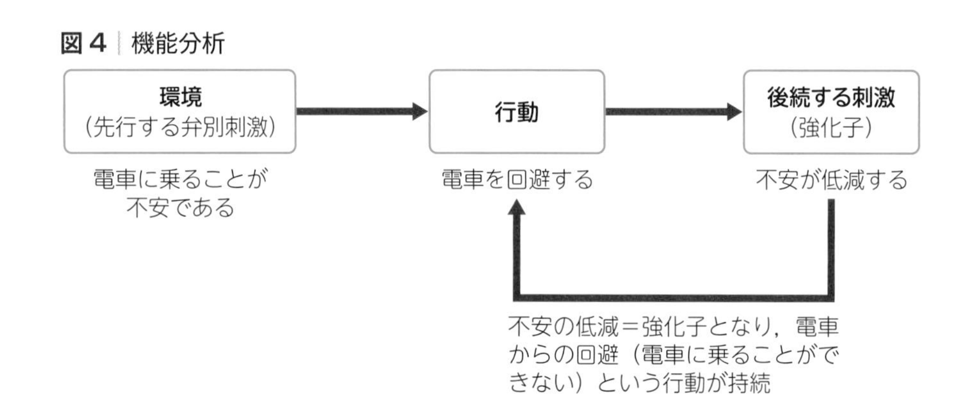

解することが求められます．これは機能分析（**図4**）と呼ばれ，患者の問題行動をアセスメントする際に用いることができる有用な方法です．機能分析では，問題行動を引き起こす環境（刺激）と，その問題行動を持続させる刺激（報酬）との関係を明確化します．問題行動であっても，それが持続するためには，問題行動が出現した後に何らかの報酬を得ていると考えます．そして，その関係が明確化した後，環境に介入するのか，問題行動を持続させている報酬に介入するのかを吟味しながら治療を行います．

認知的技法とは？

認知的技法は，不調の原因となっているスキーマ（幼少期から続く価値観のようなもの）や自動思考（フッと浮かんでコントロールすることが難しい思考）という特徴的な思考を見つけ出し，そこに介入します．これは，症例の定式化と呼ばれます．どのような出来事があったときに，どのような思考を用い，その思考によってどのような自動思考が生じているのかを定式化します（**図5**）．たとえば，「自分は誰からも好かれるべきだ」という思考をもっている場合，誰かから無視される経験をしたときには，自身の思考にそぐわない体験であるため，「自分はなんてダメなんだ」という悲観的な自動思考が生じます．自動思考はコントロールできるものではなく，コントロールしようとするといっそう強く認識されます．このような自動思考によって現在の不調が引き起こされている場合，その前提にある思考やその思考を作り出しているスキーマに関与します．

どのような状況でどのような思考を用い，どのような自動思考が生じるかなどは，治療者と患者とが共同して，整理します．また，ワークシートなどを用いることで外在化することや，ホームワーク（次回までに取り組むこと）として日常的にどのような思考や自動思考が生じているかなどを確かめるプロセスも大切です．

症例の定式化が終わり，患者を困らせる思考が明らかになった後，より楽に生活できる思考（自分自身を悩ませることがない，自動思考が生じることがない思考）を考案します．そして，新しく考案した思考を日常生活で使ってみます．いわば日常生活における実験です．こうした実験を通して，これまでよりも苦しむことがない体験をすることができれば，これまでの不調は改善される可能性が高まります．

ひとくちメモ

認知は修正できるのか

認知療法や認知行動療法を説明する際，「認知の修正」という表現がされることが多くあります．しかし，実際に認知療法や認知行動療法を実施していると，「認知の修正」というよりも「より使いやすい認知を使ってみる」という表現が適しているように思えます．心理（精神）療法を通して，急激に認知を変容させることは難しいです．そこで，いびつで自分を困らせてきた考え方は横に置き，新しく妥当で自分を困らせることが少ない考え方を使ってみるというスタイルが，実際の治療の場面での感覚とマッチします．

図５｜スキーマと自動思考

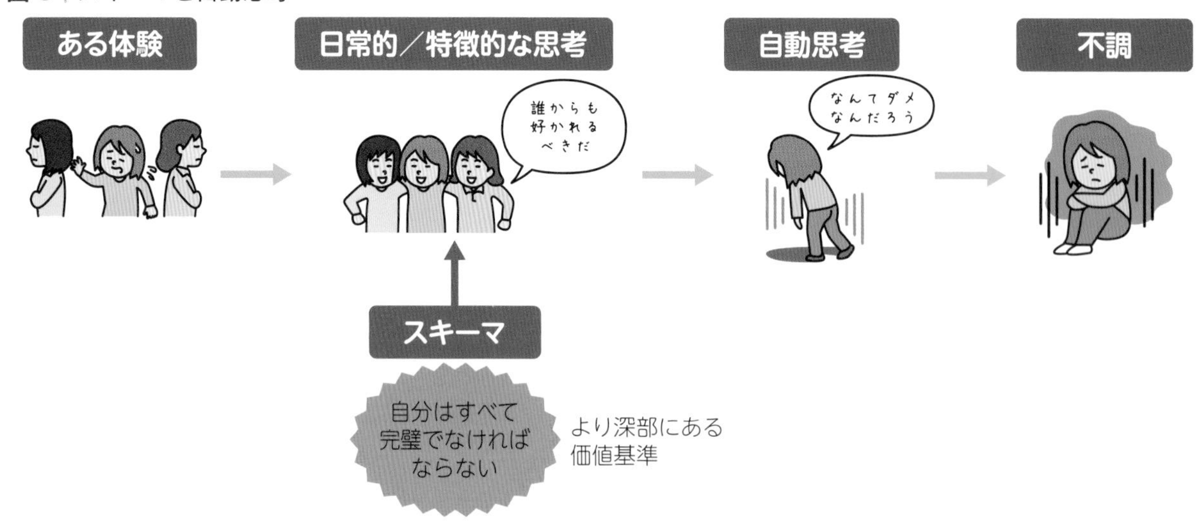

ひとくちメモ

心理療法と精神療法

「心理療法」と「精神療法」という単語は，精神医学や心理学を学んでいるとどちらもよく目にします．どちらも人間の心理・行動的な問題を改善するための方法であり，心療内科や精神科，カウンセリング場面などで用いられることも多々あります．しかし，この２つは何が異なるのでしょうか？「心理療法」は，心理学や臨床心理学の世界で用いられることが多く，精神医学の世界で用いられる場合には「精神療法」と呼ばれることが多いようです．しかし，厳密に使い方が定められているわけではなく，どちらも同じような意味で用いられることもあります．

4 精神疾患の治療 ②薬物療法

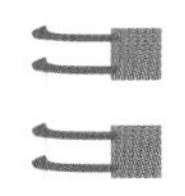

精神疾患に使用される治療薬は，優に 50 種類を超えます．それぞれが異なる化学構造をもつため，その効果・効能や副作用はひとつずつ異なります．本来は治療薬ごとに効果・効能や副作用を理解する必要がありますが，ここでは類似する治療薬をグループ化し，それらに共通する効能・効果や副作用などを解説します．

1 精神疾患の薬物療法とは

POINT

脳内の情報伝達に使われる物質を補充したり，働きにくくしたりする

どのような治療をするの？

多くの精神疾患は，脳内での情報伝達がうまくいっていないことがその原因です．情報伝達に使われる物質としてドパミン，セロトニン，ノルアドレナリン，アセチルコリンなどがありますが（**表 1**），それらが健康な人に比べて少なすぎたり，多すぎたりすることで発症すると考えられています．

少なすぎる場合には補充してあげればよいのですが，多すぎる場合は単に減らすのではなく，働きにくくなるようにします．ただし，これらの考え方（仮説）は，治療経験や状況証拠に基づくものもあるので，いまだ作用機序が不明な治療薬もあります．

表 1 脳内の情報伝達に使われる物質の例

ドパミン	情動（喜び，怒り，悲しみ，恐怖などの感情），不安，認知機能．睡眠・覚醒，行動などに関わる物質 正常に働かないと幻覚や妄想，異常体験などの症状が表れる
セロトニン	情動，認知機能，攻撃性，運動機能，摂食行動などに関わる物質 正常に働かないと抑うつ気分，発動性低下，心気症，自閉，環状・意欲鈍麻，摂食障害などの症状が表れる
ノルアドレナリン	認知機能，覚醒，集中，意欲，注意，記憶，ストレス反応などに関わる物質 正常に働かないと妄想気分，不安，焦燥，精神運動興奮，不穏などの症状が表れる
アセチルコリン	認知機能，学習，記憶，覚醒などに関わる物質 正常に働かないと記憶力低下，認知能力低下による認知症様症状が表れる

2 抗精神病薬

POINT

定型抗精神病薬と非定型抗精神病薬がある

定型抗精神病薬とは？

統合失調症の治療薬は，抗精神病薬と呼ばれます．そのうち，ドパミン受容体の遮断作用のみを持つものを定型抗精神病薬と呼びます．定型抗精神病薬は，その構造からフェノチアジン系，ブチロフェノン系，ベンズアミド系などに分類され，いずれも統合失調症の陽性症状（妄想・幻覚・思考障害など）に有効ですが，強い副作用（錐体外路障害，プロラクチン関連障害，悪性症候群など）が認められます（**図1〜2，表2〜3**）．非定型抗精神病薬が発売されて以降，あまり用いられなくなってきましたが，非定型抗精神病薬で効果が不十分な場合は，定型抗精神病薬の使用が考慮されます．

非定型抗精神病薬とは？

抗精神病薬のうち，ドパミン受容体とそれ以外の受容体の遮断作用を併せ持つものを非定型抗精神病

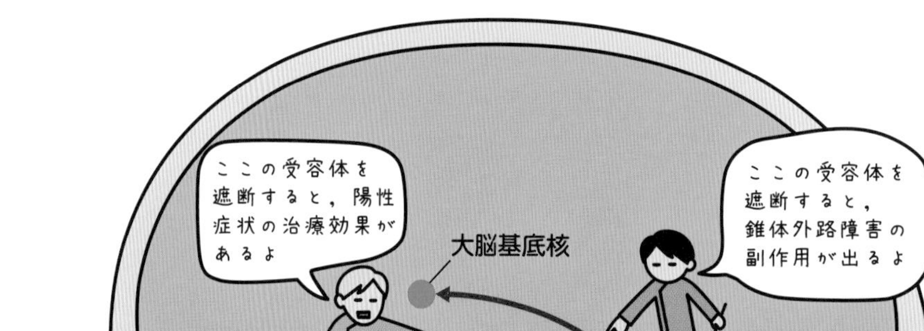

図1 抗精神病薬のドパミン受容体遮断による治療効果と副作用

図 2｜錐体外路障害の主な症状

アカシジア

・座ったままじっとしていられない

パーキンソニズム

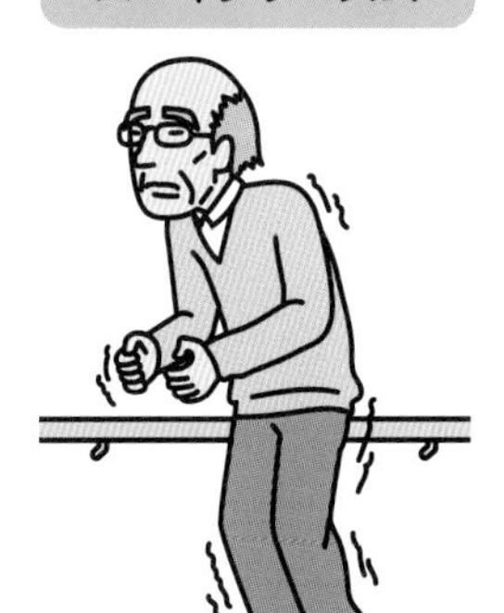

・手足が震える
・身体が動かしにくく，歩きにくい

遅発性ジスキネジア

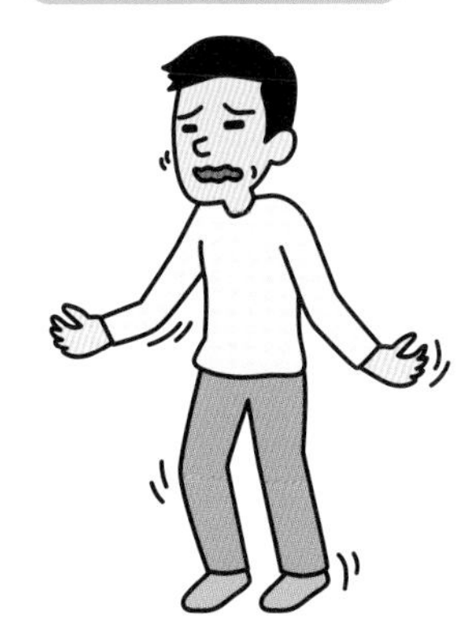

・口や舌が勝手に動く
・手足が勝手に動く

ジストニア

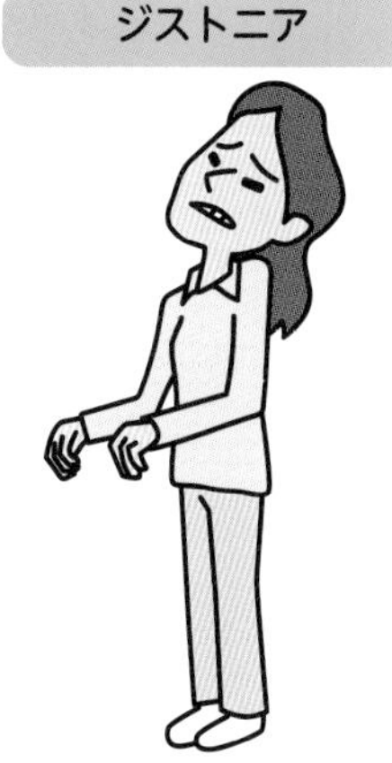

・首が傾く
・手首が曲がる

表 2｜プロラクチン関連障害の主な症状

女性	月経異常（無月経，稀発月経など），無排卵症，乳汁漏出など
男性	性欲低下，女性化乳房，インポテンス，乏精子症など

表 3｜悪性症候群の主な症状

- ●発熱
- ●意識障害
- ●錐体外路症状
- ●自律神経症状など

薬と呼びます．統合失調症の陽性症状と陰性症状（自閉，感情の平板化，思考障害，意欲低下など）をともに改善する効果があります．

定型抗精神病薬に比べて，副作用が出にくい薬です．その効果および副作用の少なさは，ドパミン受容体以外の受容体を遮断することによると考えられています．非定型抗精神病薬のうち，セロトニン・ドパミン受容体遮断薬（serotonin-dopamine antagonist；SDA）は，ドパミン受容体とセロトニン受容体を遮断する作用があり，治療薬として，リスペリドン（リスパダール®）やペロスピロン塩酸塩（ルーラン®），パリペリドン（ゼプリオン®）があります．

多元受容体作用抗精神病薬（multi-acting receptor targeted antipsychotics；MARTA）は，ドパミン受容体とセロトニン受容体，アドレナリンα受容体，ヒスタミン受容体などの多くの受容体を遮断する作用があり，治療薬として，オランザピン（ジプレキサ®）やクエチアピンフマル酸塩（セロクエル®など），クロザピン（クロザリル®）があります．

非定型抗精神病薬は，統合失調症の第一選択薬（最初に使用を考慮される薬）です．リスペリドンは，自閉スペクトラム症に伴う易刺激性（かんしゃくやそれに伴う暴言・暴力，自傷など）の治療にも用いられます．

3 抗うつ薬

POINT

SSRIやSNRI，NaSSA，三環系および四環系抗うつ薬がある

選択的セロトニン再取込み阻害薬（SSRI）とは？

神経細胞が近接の神経細胞に情報伝達をしたい場合に，セロトニンが使われることがあります．セロトニンは必要に応じて神経細胞から遊離され，近接する神経細胞のセロトニン受容体に結合することで情報伝達をします．その作用は瞬間的で，セロトニンはその役割を終えると，分解やトランスポーターによる再取り込みによって速やかに取り除かれます．健康な状態では，1回の遊離で十分量のセロトニンが遊離されますが，うつ状態のように精神活動が抑制されている場合では，セロトニンの遊離量が低下していて情報伝達ができません．

選択的セロトニン再取込み阻害薬（selective serotonin reuptake inhibitor；SSRI）は，セロトニンのトランスポーターを特異的に阻害する薬で，その作用によりセロトニンを神経細胞間に残すことができます．細胞間に残されたセロトニンを利用することによって，1回の遊離量が少ない場合でも，その総遊離量を増やして情報伝達ができるようになります（**図3**）．

セロトニンの作用不足を原因とする疾患に効果があります．双極性障害のうつ病・うつ状態，パニック障害，適応障害，強迫性障害，社会不安障害，心的外傷後ストレス障害（posttraumatic stress disorder；PTSD）の他，うつ症状を伴う神経性過食症，うつ症状が強いパーソナリティ障害の治療などに用いられます．治療薬として，フルボキサミンマレイン酸塩（デプロメール®など）やパロキセチン塩酸塩水和物（パキセル），セルトラリン塩酸塩（ジェイゾロフト®），エスシタロプラムシュウ酸塩（レプサプロ®）があります．

セロトニン・ノルアドレナリン再取込み阻害薬（SNRI）とは？

神経細胞間の情報伝達で，ノルアドレナリンが使われることがあります．ノルアドレナリンもセロトニンと同様で，その役割を終えると，分解やトランスポーターによる再取込みによって速やかに取り除かれます．セロトニン・ノルアドレナリン再取込み阻害薬（serotonin noradrenaline reuptake inhibitor；SNRI）は，セロトニンとノルアドレナリンの両方のトランスポーターを阻害する薬で，セロトニンとノルアドレナリンの総遊離量を増やすことで情報伝達ができるようになります．主に双極性障害のうつ病・うつ状態の治療に用いられ，その治療薬として，ミルナシプラン塩酸塩（トレドミン®）やデュロキセチン塩酸塩（サインバルタ®），ベンラファキシン塩酸塩（イフェクサー®）などがあります．

ノルアドレナリン作動性・特異的セロトニン作動性抗うつ薬（NaSSA）とは？

ノルアドレナリン作動性・特異的セロトニン作動性抗うつ薬（noradrenergic and specific serotonergic antidepressant；NaSSA）もSNRIと同様にセロトニンとノルアドレナリンの総遊離量を増やす薬ですが，作用機序が異なります．NaSSAは，神経細胞からセロトニンやノルアドレナリンの遊離を助けることで総遊離量を増やします．主に双極性障害のうつ病・うつ状態の治療に用いられ，治療薬として，ミルタザピン（リフレックス®など）があります．

図3 SSRIの作用

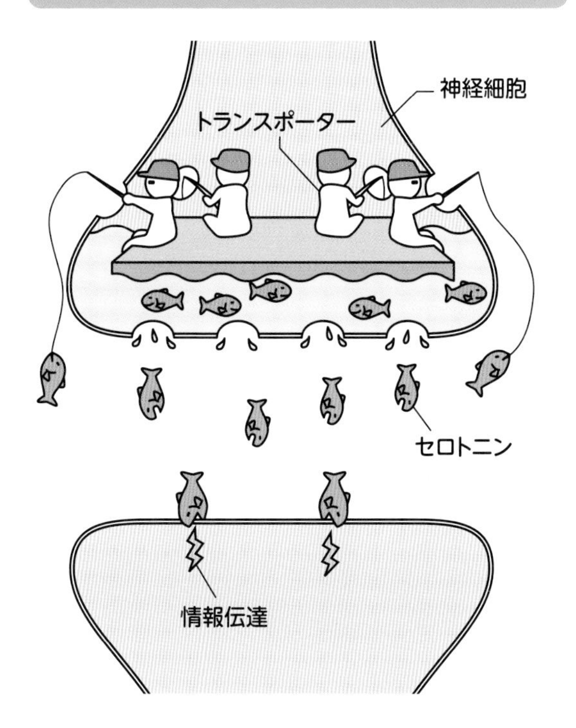

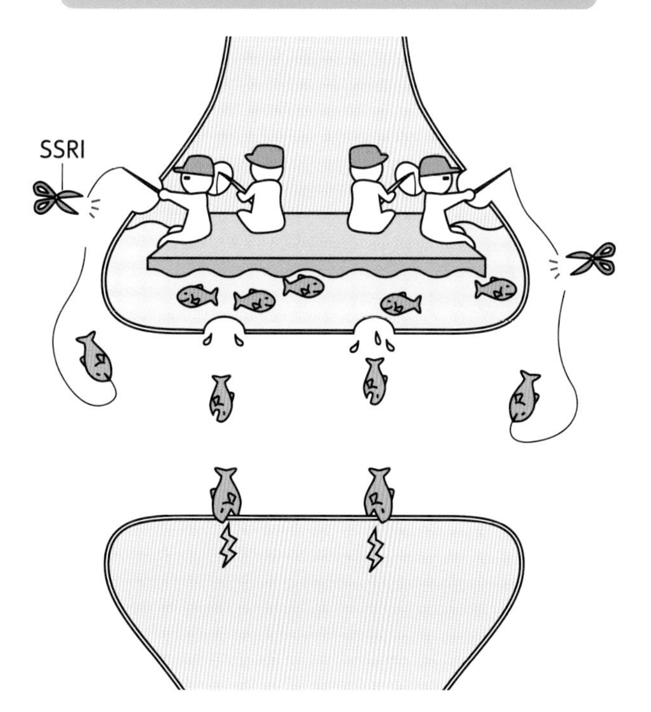

三環系および四環系抗うつ薬とは？

その化学構造に3つの環または4つの環を持つことから，三環系および四環系抗うつ薬と呼ばれます(**図4**)．その歴史は古く，日本では50年以上前から使用されています．SSRIやSNRIと同様に抗うつ作用を持ちますが，その特異性は低く，便秘や口渇，心毒性などの副作用が認められます．SSRI(1999年発売)やSNRI(2000年発売)，NaSSA(2009年発売）が発売されて以降は，その使用頻度は低下しています．

図４｜三環系および四環系抗うつ薬

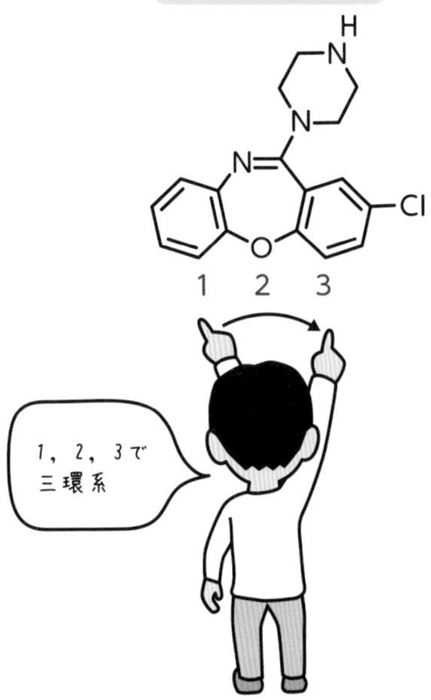

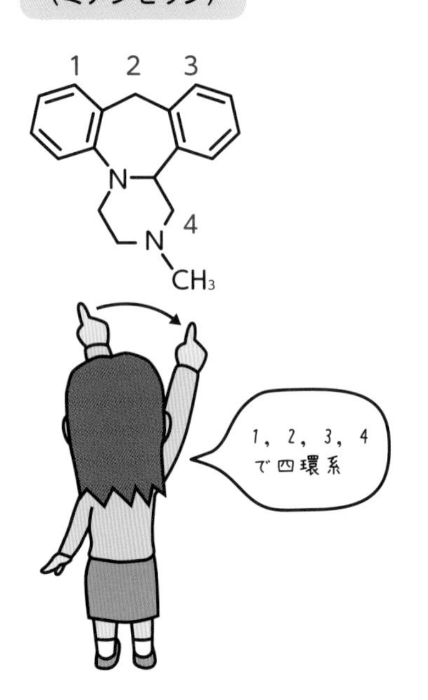

4 気分安定薬

POINT

炭酸リチウムなどの他，一部の抗精神病薬や抗てんかん薬も該当する

気分安定薬とは？

気分安定薬とは，気分変動を抑制する薬に対する総称で，主に双極性障害に対する治療薬に用いられる言葉です．ただし，明確な定義がない言葉のため，曖昧なまま使用されています．炭酸リチウム（リーマス®）やカルバマゼピン（テグレトール®），バルプロ酸ナトリウム（デパケン®など），オランザピン（ジプレキサ®），ラモトリギン（ラミクタール）など多数の薬がこれに該当しますが，その多くは他の疾患に有効で，別称で呼ばれることが多いです．たとえば，オランザピンは抗精神病薬とも呼ばれ（前述），カルバマゼピンやバルプロ酸ナトリウム，ラモトリギンは抗てんかん薬とも呼ばれます（後述）．このうちラモトリギンは，保険適用外ですが境界性パーソナリティ障害の衝動性や攻撃性に対しても効果がある薬です．

炭酸リチウムとは？

1949年に，オーストラリアの医師ジョン・ケイドによって，双極性障害の躁病性興奮にリチウム塩が効果的であることが発表されました．これをきっ

図5 炭酸リチウム（Li_2CO_3）の化学構造

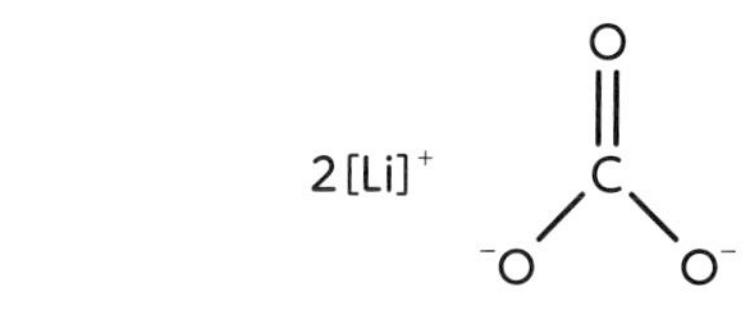

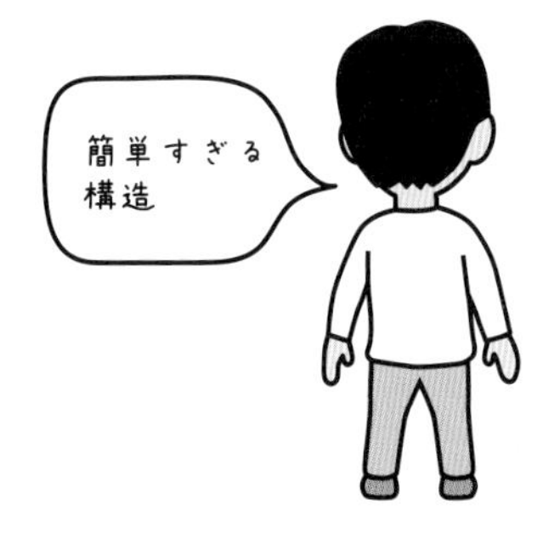

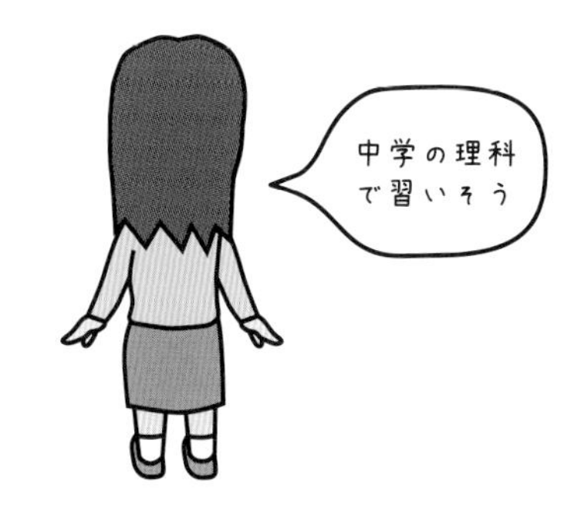

かけに，炭酸リチウム（Li_2CO_3）が躁病および双極性障害の躁状態の治療薬として用いられています（**図5**）．

中枢神経に作用して，感情の高まりや行動を抑えて気分を安定化する作用があるとされますが，詳しい作用機序はわかっていません．炭酸リチウムは，有効血中濃度（治療効果があり，副作用が出にくい血中濃度）の範囲が狭く，副作用が現れやすい薬です．炭酸リチウムによる副作用は，リチウム中毒と呼ばれ，消化器症状，中枢神経症状，運動障害，発熱・発汗などの症状が認められますので，服用中は定期的な採血による血中リチウム濃度の測定が必要です．

5 その他の治療薬

POINT

抗てんかん薬や抗不安薬，中枢神経刺激薬が用いられることもある

抗てんかん薬とは？

てんかんは，突然意識を失って反応がなくなるなどの「てんかん発作」をくり返す病気で，神経細胞が過剰に刺激されることで発症すると考えられています．その治療薬は，抗てんかん薬と呼ばれ，興奮した神経細胞を落ち着かせることで効果を示します．

その主な作用は，抑制性の神経伝達物質であるGABA（γ-アミノ酪酸）の作用を強めたり，細胞内へのNa^+やCa^{2+}の流入を抑えて神経細胞の興奮を抑えたりするものです．抗てんかん薬のカルバマゼピンやバルプロ酸ナトリウムは，躁病および双極性障害の躁状態の治療にも用いられます．

ベンゾジアゼピン系薬抗不安薬とは？

ベンゾジアゼピン系薬抗不安薬は，その化学構造に由来した名称で，GABA 受容体を介して過剰な神経活動を抑制する薬です．不安症やうつ病，心身症などによる不安や緊張に効果があります．また，全身麻酔を行う前に投与する薬（麻酔前投薬）として用いられるものもあります．

中枢神経刺激薬とは？

中枢神経刺激薬とは，中枢神経に作用して機能を活性化する薬のことです．分類上は，覚醒剤もそのひとつです．過眠症（特にナルコレプシー）や注意欠如・多動症（attention deficit hyperactivity disorder；ADHD）の治療薬もこれにあたります（**図６**）．

モダフィニル（モディオダール®）は過眠症の治療薬，アトモキセチン塩酸塩（ストラテラ®）は ADHD の治療薬，メチルフェニデート（コンサータ®など）は過眠症と ADHD の治療薬です．モダフィニルには，ドパミンやヒスタミンの遊離作用と GABA の遊離抑制作用があり，アトキセチンには，ドパミンの再取込み抑制作用があり，メチルフェニデートには，ドパミンとノルアドレナリンの再取込み抑制作用があります．これらによって中枢神経機能を活性化します．ただし，ADHD については，発症機序に不明な点が多いので，実際にはこれら治療薬の詳細な作用機序は不明です．

図６｜ADHD 治療薬

ADHDの治療は中枢神経を活性化する薬を使うんだね
ADHDは日本語で「注意欠如・多動症」というから中枢神経を抑制する薬が使われるのかと思った

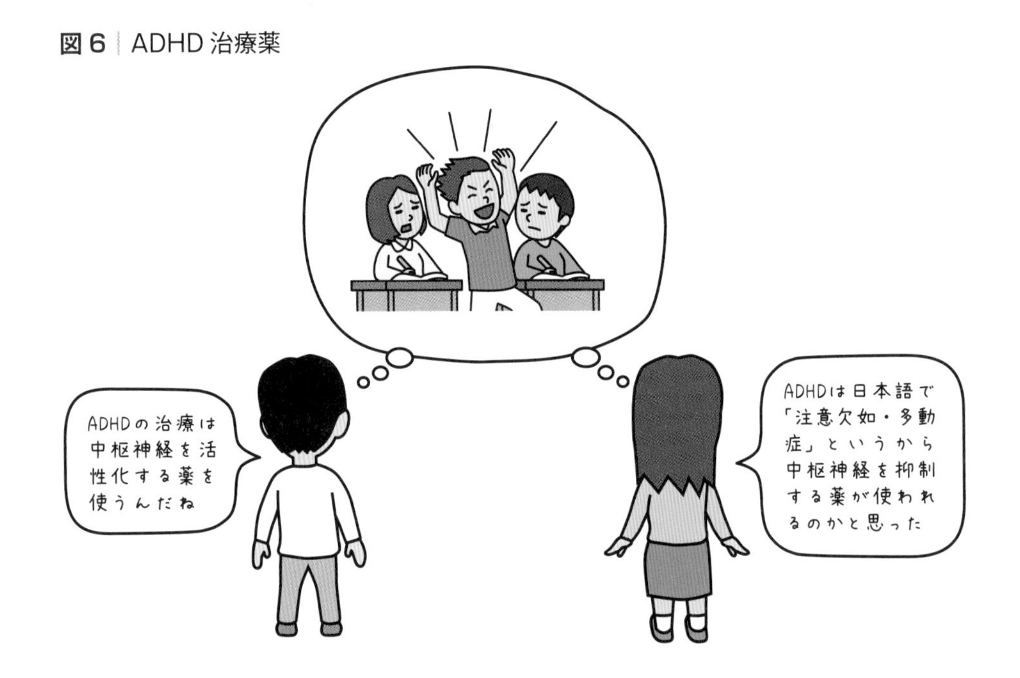

第2章

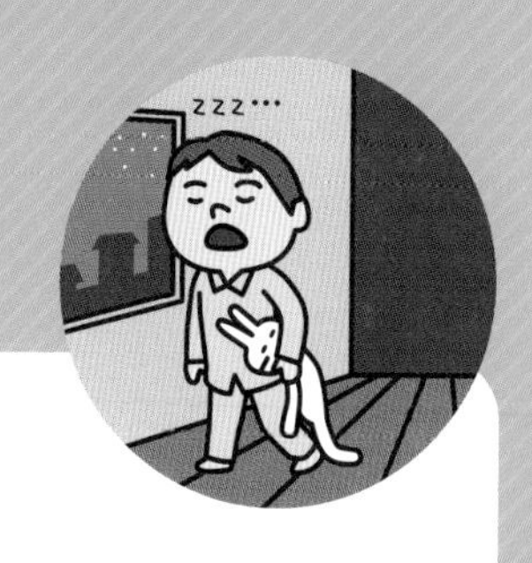

疾患別
知っておきたい
基礎知識

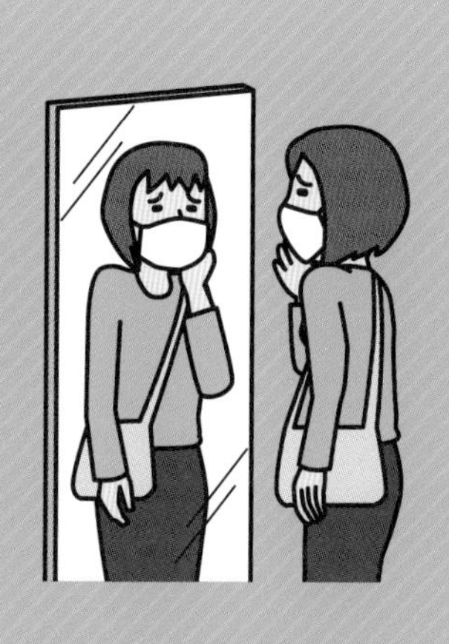

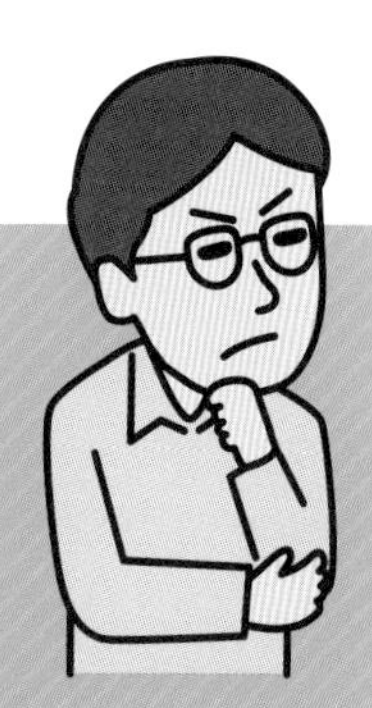

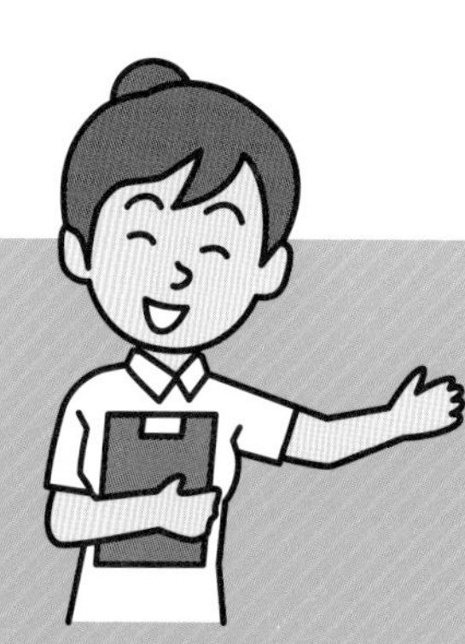

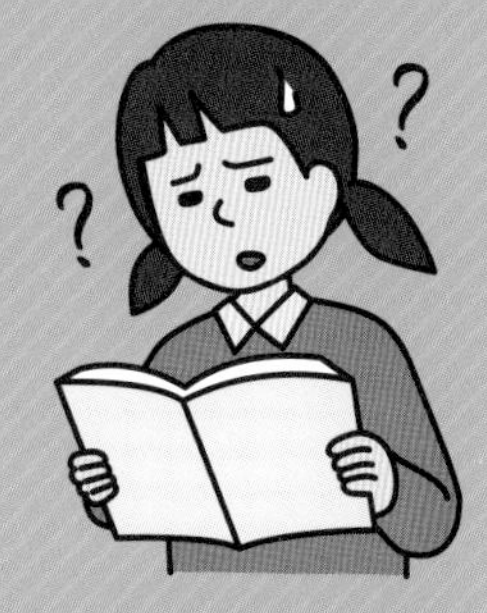

1 うつ病，双極性障害

うつ病は気分の落ち込みを主の特徴とするもので，双極性障害は，気分の落ち込みとハイな気分が交互に現れるものです．両者とも気分の変調が特徴です．診断基準上，以前はうつ病と双極性障害は「気分障害」として同様のカテゴリに分けられていましたが，DSM-5からは別のカテゴリとして独立しました．ここでは，うつ病と双極性障害について解説します．

1 うつ病／大うつ病性障害

POINT

気分の落ち込みや不安，意欲低下，自殺念慮などの精神症状，**不眠や倦怠感，食欲の低下**などの身体症状がみられる

うつ病とは？

うつ病の生涯有病率は約6%とされますが，10%を超えると指摘する研究もあります．発症率は男性より女性が高いとされており，他の精神疾患と併存することもあります．

うつ病は発症のメカニズムは特定されていませんが，脳内の神経伝達物質であるセロトニンの分泌不足が原因のひとつと考えられています．

うつ病の症状とは？

気分の落ち込みや不安，焦り（焦燥），意欲低下，自殺念慮（自殺を考える），自殺企図（自殺を企てる）といった精神症状の他，不眠や倦怠感，食欲の低下（または増進）などの身体症状がみられます（**図1**）．症状には日内変動があり，1日の間で状態が異なることもあります（朝は調子が悪く，午後になると症状が軽くなるなど）．また，ときに微小妄想と呼ばれる妄想がみられることもありますが，統合失調症における妄想とは少し内容が異なります（**表1**）．

うつ病の種類とは？

DSM-5では，「抑うつ障害群」というカテゴリに，重篤気分調節症，うつ病／大うつ病性障害，持続性抑うつ障害（気分変調症），月経前不快気分障害，物質・医薬品誘発性抑うつ障害，他の医学的疾患による抑うつ障害，他の特定される抑うつ障害，特定不能の抑うつ障害が分類されています（**表2**）．

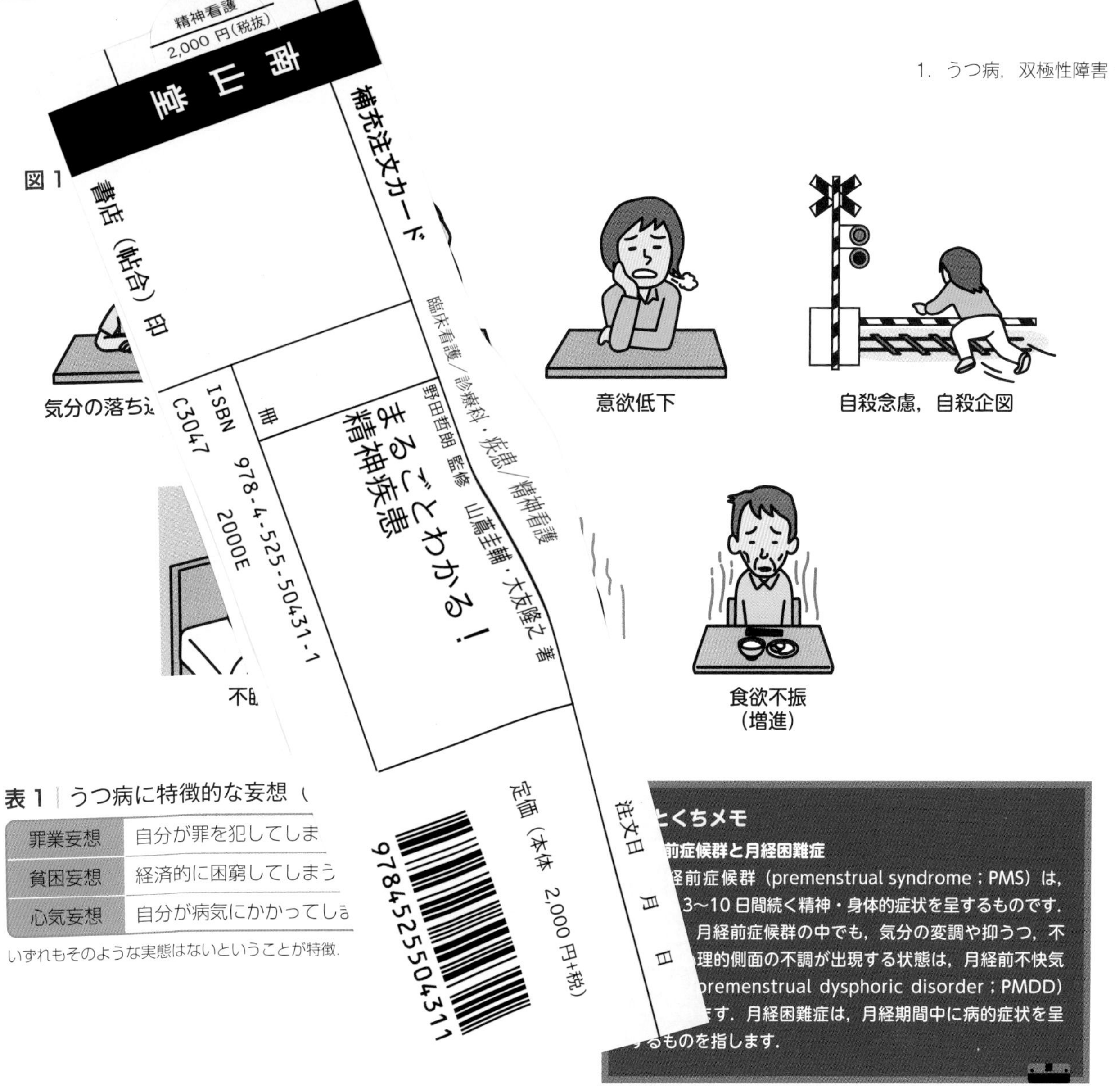

表 1 | うつ病に特徴的な妄想

罪業妄想	自分が罪を犯してしま
貧困妄想	経済的に困窮してしまう
心気妄想	自分が病気にかかってしま

いずれもそのような実態はないということが特徴．

ひとくちメモ

月経前症候群と月経困難症

経前症候群（premenstrual syndrome；PMS）は，3〜10 日間続く精神・身体的症状を呈するものです．月経前症候群の中でも，気分の変調や抑うつ，不理的側面の不調が出現する状態は，月経前不快気 premenstrual dysphoric disorder；PMDD）ます．月経困難症は，月経期間中に病的症状を呈するものを指します．

表 2 | 抑うつ障害群

重篤気分調節症	言語的・行動的に表現される感情の爆発が特徴で，6 歳以下または 18 歳以上で初めて診断すべきではないとされる
うつ病（DSM-5）／大うつ病性障害	本書におけるうつ病
持続性抑うつ障害（気分変調症）	抑うつのエピソードが 2 年以上持続しているもの
月経前不快気分障害	月経周期における気分の変調，抑うつ，不安など
物質・医薬品誘発性抑うつ障害	薬物（違法なものも含む）の摂取による抑うつ症状
他の医学的疾患による抑うつ障害	脳卒中，ハンチントン病，パーキンソン病，脳損傷，神経内分泌疾患などと関係しているもの

（文献 1）より作成）

うつ病の治療とは？

うつ病を引き起こしている要因は何かを理解することが必要不可欠です．たとえば，うつ病に至るプロセスで，何らかのストレスが関与している場合には，ストレスに対処するスキルを身につけることなども肝要です．また，心身の疲労が蓄積している場合であれば，十分な休養を取りながら，回復するためのエネルギーを補給することも必要で，十分な休養が取れるように環境を整える必要があります．ここでは，うつ病をはじめとしたメンタルヘルスケアに関する心理教育を実施することも必要不可欠といえるでしょう．一方，うつ病の要因が身体的な問題（器質的な変化）である場合であれば，身体的な治療も必要不可欠です．

症状が重篤な場合には，選択的セロトニン再取込み阻害薬（SSRI）やセロトニン・ノルアドレナリン再取込み阻害薬（SNRI）などを用いた薬物療法を行います（第１章「4．精神疾患の治療② 薬物療法」（p.21）参照）．

適切な薬物療法の継続によって安定した状態を維持することが期待されますが，薬物療法と並行してカウンセリングや心理療法を行います．特に心因性の場合は，ストレスに対処するスキルの向上や悲観的な認知を調整するような支援（カウンセリングや心理療法）を行います．認知療法や認知行動療法はうつ病治療の第一選択肢です．

また，うつ病を抱える人々は対人関係の問題を抱えるケースも多いことから，対人関係の問題がうつ病の背景にあると考えらえる場合には，対人関係療法なども効果的です．これらの支援を受けることで，症状の改善や再発防止が期待できます．

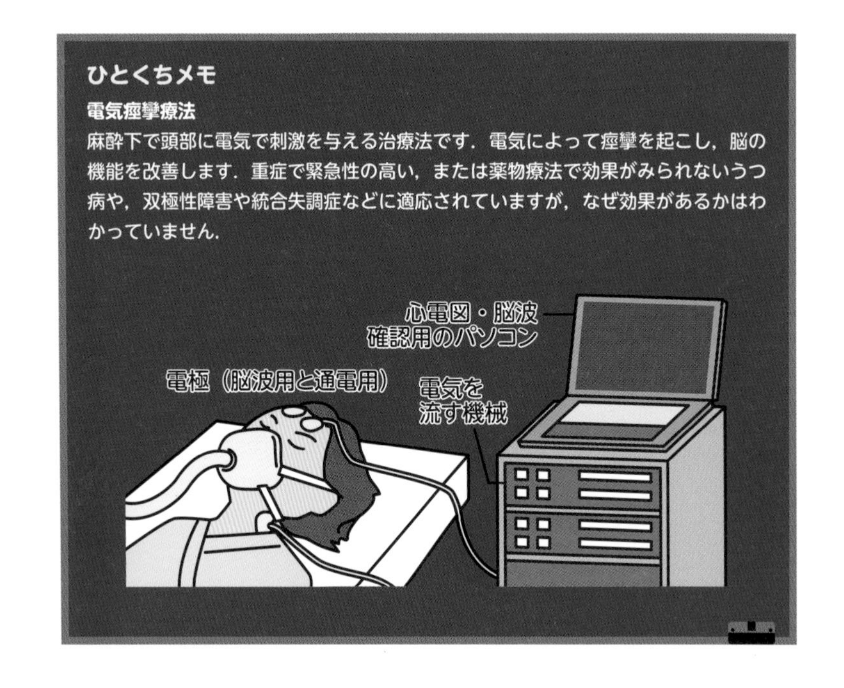

ひとくちメモ

電気痙攣療法

麻酔下で頭部に電気で刺激を与える治療法です．電気によって痙攣を起こし，脳の機能を改善します．重症で緊急性の高い，または薬物療法で効果がみられないうつ病や，双極性障害や統合失調症などに適応されていますが，なぜ効果があるかはわかっていません．

2 双極性障害

POINT

躁状態とうつ状態をくり返す

双極性障害とは？

双極性障害は，生涯有病率は1％程度の疾患です．双極とは躁とうつの双極ということで，名前のとおり，うつ状態（落ち込みが激しい）の時期（抑うつエピソード）と，躁状態（急にハイテンションになって過活動になる，大金を使う，異常なまでにギャンブルにつぎ込む，性的に乱暴になるなど）の時期（躁病エピソード）をくり返します（**図2**）．なお，躁状態のときには本人の病識が乏しいことも多く，うつ状態のときに受診しても，躁状態が前面に現れていないことから，うつ病と診断されてしまうこともあります．

双極性障害の種類とは？

DSM-5では，双極性障害は「双極性障害および関連障害群」としてまとめられています．このカテゴリには，双極Ⅰ型障害，双極Ⅱ型障害，気分循環性障害，物質・医薬品誘発性双極性障害および関連障害，他の医学的疾患による双極性障害および関連障害などが分類されています（**表3**）．このうち，双極Ⅰ型障害と双極Ⅱ型障害は躁状態の程度によって異なります（**図3**）．

双極性障害の治療とは？

気分安定薬である炭酸リチウム（リーマス®）などや非定型抗精神病薬であるオランザピン（ジプレキサ®）などを用いた薬物療法が必要不可欠です．抑うつエピソード・躁病エピソードともに薬物療法が効果的であることから，治療薬の服用に関する患者教育も必要です．なお，双極性障害であるにもかかわらず，うつ病と診断されて抗うつ薬を投与された場合，躁状態を高めてしまう（躁転）ため，注意が必要です．

抑うつエピソードでは，気分安定薬や抗精神病薬を用いた薬物療法と並行して認知行動療法などとい

図2 双極性障害

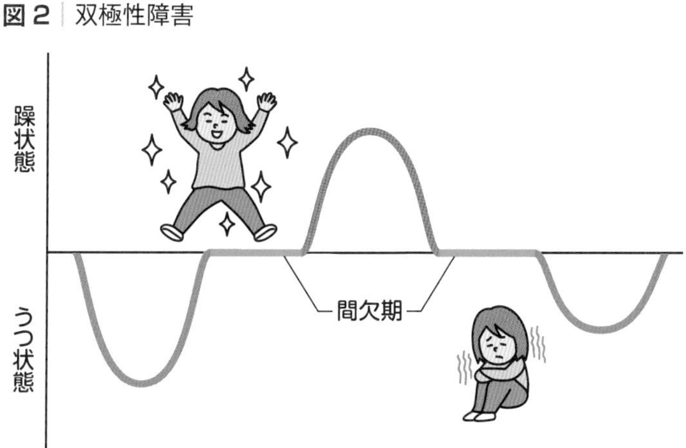

表3｜双極性障害の種類

双極Ⅰ型障害	うつ状態と激しい躁状態を併せもつもの
双極Ⅱ型障害	うつ状態と軽い躁状態（軽躁）を併せもつもの
気分循環性障害	気分が持続的に不安定で軽いうつ状態や軽躁をくり返すもの
物質・医薬品誘発性双極性障害および関連障害	アルコールや向精神薬，神経刺激薬（フェンシクリジンやステロイドなど）などによって躁うつをくり返すもの
他の医学的疾患による双極性障害および関連障害	脳卒中や脳損傷などによって躁うつをくり返すもの

（文献 1）より作成）

図3｜双極Ⅰ型障害と双極Ⅱ型障害

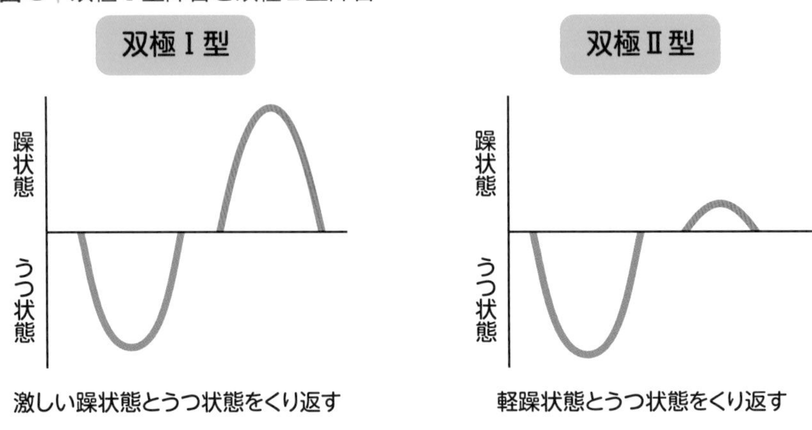

激しい躁状態とうつ状態をくり返す　　軽躁状態とうつ状態をくり返す

った心理療法を適用する他，うつ病の治療でも用いられる電気痙攣療法が改善効果をもたらすこともあります．躁病エピソードでは，抑うつエピソードと同様に薬物療法が効果的ですが，抑うつエピソードと比較して急速に悪化することがあり，こうした場合は入院治療が選択されることもあります．

また，薬物療法と同時に心理的支援も必要不可欠ですが，ここでは双極性障害の理解や症状のコントロールにつながる支援（心理教育的支援）が行われます．対人関係スキルを学ぶための教育機会の提供や認知行動療法を用いた介入も効果的です．

適切な治療を行えば，通常の社会生活を送ることができる可能性が高まります．

うつ病・双極性障害の患者への接し方のポイント

うつ病の人に「がんばって」は禁句？！

「うつ病になった人には『がんばって』と言ってはいけない」と言われます．これは正解と言えば正解です．うつ病患者は気分の落ち込みや自分でもどうしようもできない焦燥感をもちながら，精一杯のエネルギーを使い，またはエネルギーを使い果たして生きようとしています．すでに精一杯がんばっているので，さらに「がんばって」と言われてしまうと，エネルギーは枯渇してしまいます．したがって，「がんばって」と鼓舞することは避けるべきことかもしれません．一方で，休むことや治療に取り組むことを鼓舞することは大切です．「がんばって」も使いようです．

がんばれって
言われても，
これ以上どうしたら
いいんだろう…

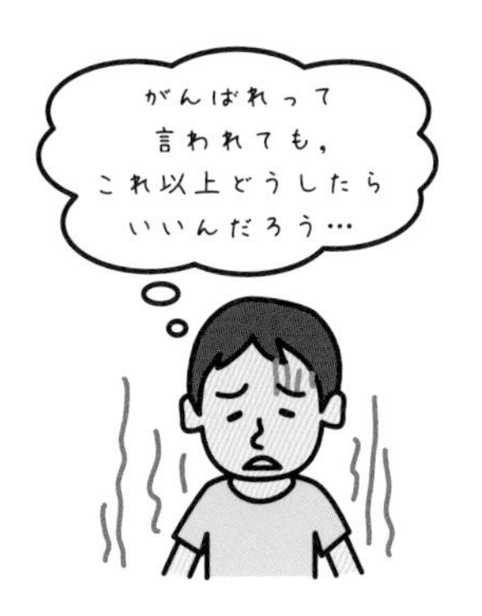

うつ病でも「元気がない」ようにみえないこともある！

うつ病は，気分の落ち込みが主な特徴です．気分の落ち込みが生じている場合，周囲からは「元気がない」とみられることが多いでしょう．しかし，うつ病によっていつもできていたことができなくなる焦りからイライラしたり，いつもと異なる行動（焦りで落ち着きがなくなるなど）が生じることもあります．イライラや落ち着きのなさは周囲からは「元気がない」ようにみえないこともあります．うつ病に限りませんが，いつもと違う言動がみられる場合，その背景には何があるのかを十分に確認することが必要です．

いつもと様子が
違うけど，
どうしたんだろう？

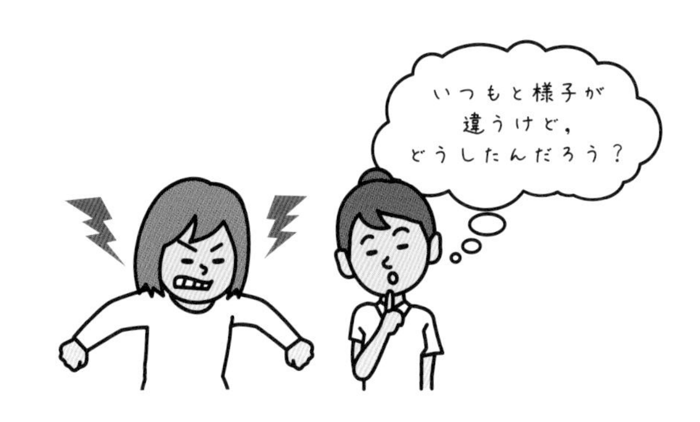

患者教育は「ハイな状態」が落ち着いてから！

双極性障害の躁病エピソードでみられる「ハイな状態」は，気分の高揚やイライラ，易怒性や自尊心の肥大，考えがまとまらない（観念奔逸（かんねんほんいつ））や衝動性のコントロールが難しくなるなどさまざまです．本人には病識がないことも多く，周囲はその行動や感情状態に困らされてしまいます．

この状態で患者教育などを行っても十分な効果は得られません．そこで，「ハイな状態」が安定しているときに，再発予防を目指した関わり（疾患を理解するための教育や再発を防ぐための心理療法の適用）が求められます．

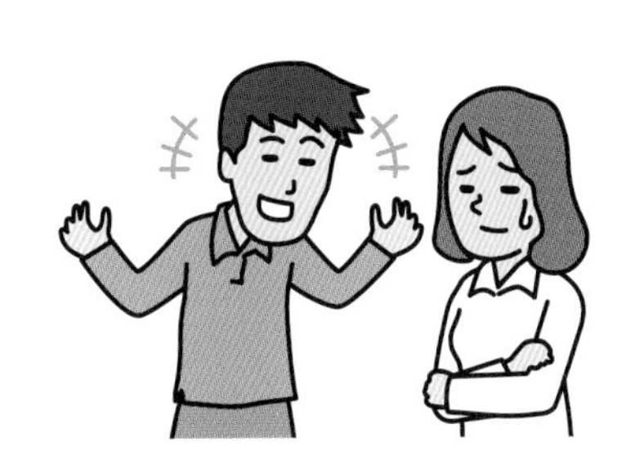

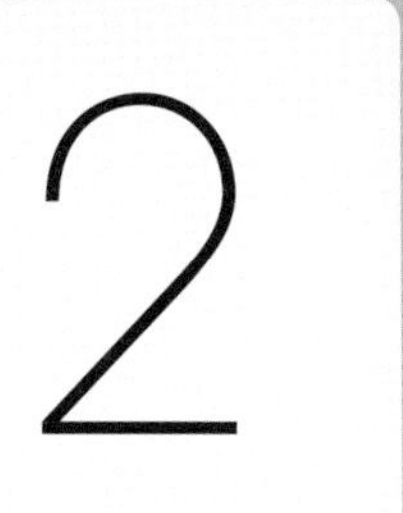

2 統合失調症

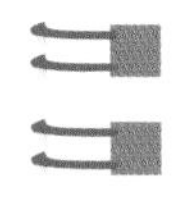

15〜35 歳の間で大半が発症します．生涯有病率は 1％程度で，男女の罹患率は同等です．病因はいまだ特定されていませんが，遺伝因子や環境因子などが発症に関与していると想定されている慢性の精神障害です．ここでは，DSM-5 に準拠し，統合失調症の症状や治療について紹介します．

1 統合失調症の症状と経過

POINT

陽性症状と陰性症状があり，経過によってみられる症状は異なる

統合失調症の症状とは？

統合失調症の症状には，陽性症状と陰性症状があります（**図 1**）．陽性症状は，幻覚や妄想，奇異な行動など，陰性症状は感情鈍麻（喜怒哀楽などの感情が乏しくなる）や思考の貧困化（抽象的な表現などが理解できず，会話も続かない）などです．

また，統合失調症には特徴的な妄想や思考，行動がみられます．妄想は一次妄想と二次妄想に分けられ，一次妄想は「なぜそのような考えが起こったのか」が了解できない妄想，二次妄想はそれが部分的でも了解できる妄想です（**表 1**）．うつ病にも妄想がみられることがありますが，しかし，統合失調症の妄想は，うつ病によるものとは異なります．特徴的な思考には**図 2** のようなものがあります．他者の思考が自身に入り込んだり（思考吹入（しこうすいにゅう）），逆に抜

図 1 統合失調症の症状

陽性症状

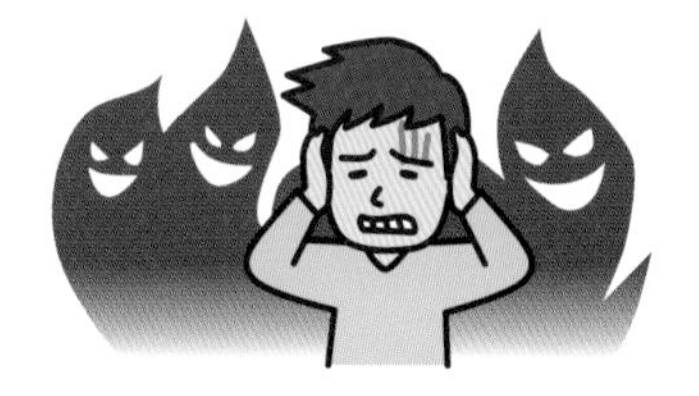

幻覚や妄想，奇異な行動など

陰性症状

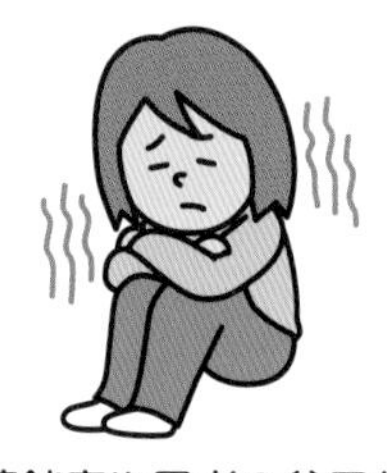

感情鈍麻や思考の貧困化など

表 1 統合失調症に特徴的な妄想

一次妄想	妄想気分	・何となく不気味な気分がする
	妄想知覚	・知覚したものが本来とは異なる特別な意味合いをもつと感じる
	妄想着想	・突然頭の中に浮かんだことが，真実であると確信する
二次妄想	被害妄想	・他者から攻撃など被害を受けていると感じる ・関係妄想（本来関係のない出来事を自分と関係づける），注察妄想（他者から見られていると感じる），追跡妄想（他者から狙われていると感じる），被毒妄想（毒を盛られていると感じる）など
	誇大妄想	・自分を過大に評価する ・恋愛妄想（有名人と交際している），発明妄想（〇〇を発明した）など

表 2 緊張病症候群

カタレプシー	・不自然な姿勢であっても，その姿勢を取り続ける（他者に腕を上げられて離されてもその姿勢を保つなど）
昏迷	・意識などに異常はないがまったく動かない，反応がない状態
拒絶	・すべてのことに対して拒否する状態
反響動作	・相手の動作をそのままオウム返しでくり返す
反響言語	・相手の言語をそのままオウム返しでくり返す
常同症	・同じ行動をくり返す（身体を揺らす，手をこするなど）

図 2 特徴的な思考

連合弛緩

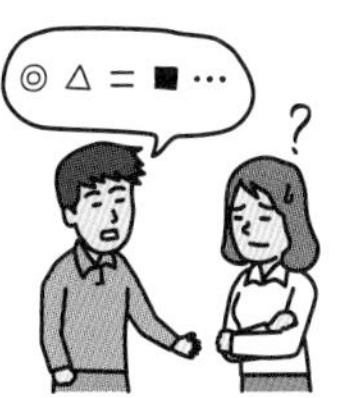

思考の論理的結びつきや話の脈絡がなくなる

思考吹入

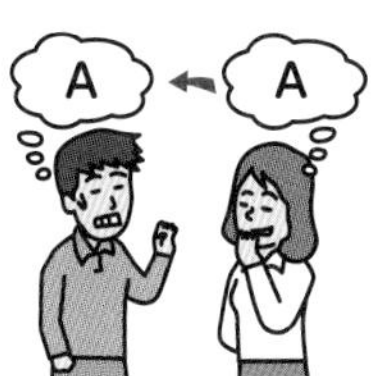

他者に考えを吹き込まれていると考える

思考奪取

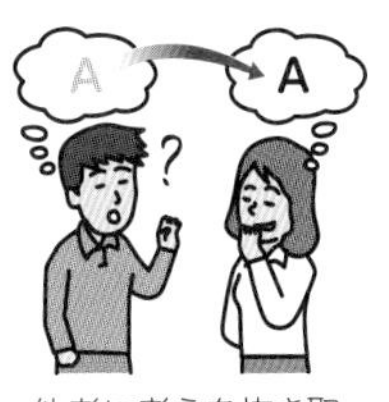

他者に考えを抜き取られていると考える

思考伝播

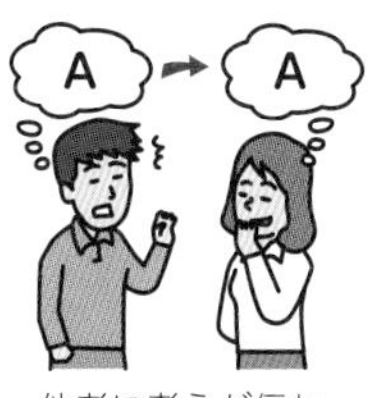

他者に考えが伝わってしまうと考える

思考察知

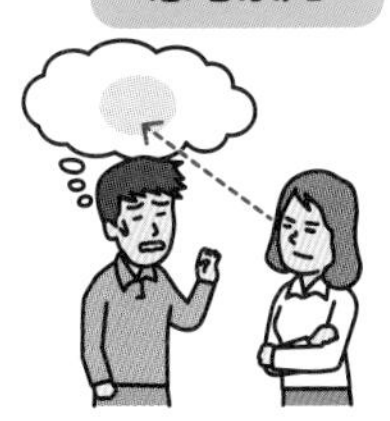

他者に考えが見抜かれてしまうと考える

作為体験

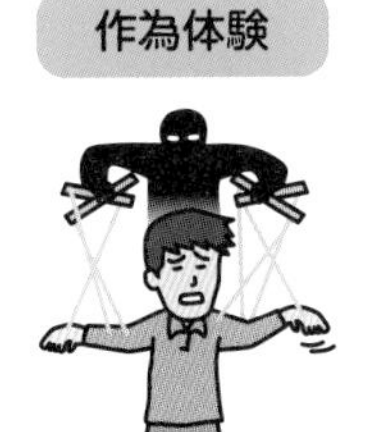

自分の行動が他者に操られていると考える

自生思考

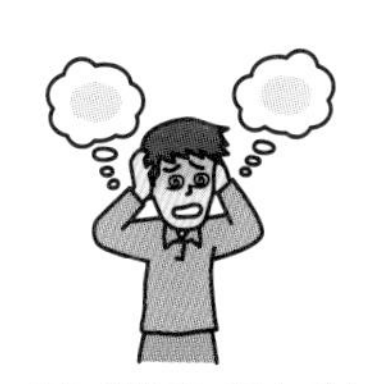

考えが勝手に浮かび上がってくると考える

き取られたりしているのではないかと考える（思考奪取）他，自身の行為としての感覚が低下すること（作為体験，自生思考）もみられます．異常な行動としては緊張病症候群（**表 2**）があります．緊張病症候群はほかにも，神経発達症，うつ病，双極性障害，脳器質疾患などでも認められることがあります．

統合失調症の経過とは？

統合失調症は，その経過によって前兆期・急性期・休息期・回復期に分けられます（**図３**）．それぞれの病期で特徴的な症状があります．陽性症状は急性期に多くみられ，陰性症状は休息期～回復期に多くみられます．

図３｜統合失調症の経過

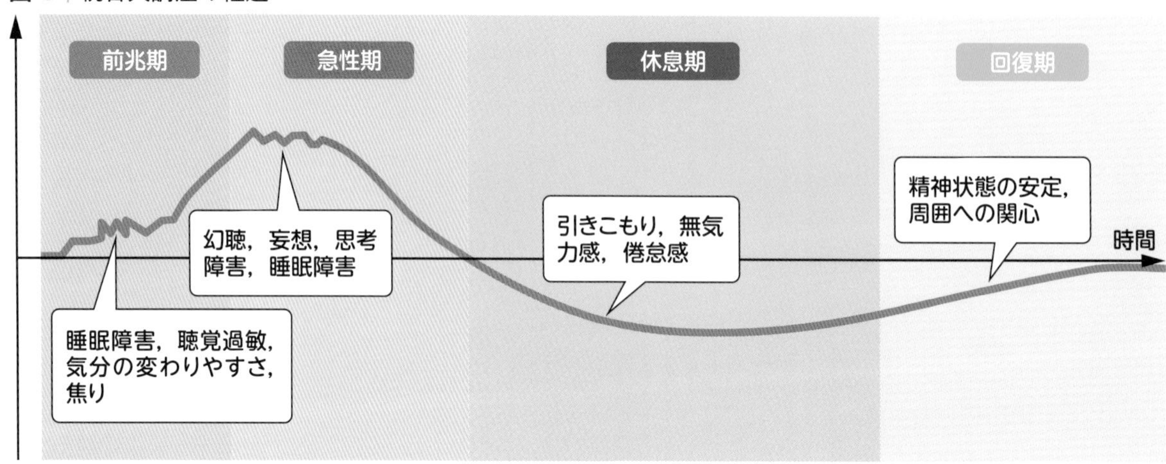

2 統合失調症の分類

POINT

解体型（破瓜型），緊張型，妄想型に分けられる

統合失調症の分類とは？

統合失調症は経過により病型が変化しますがかつては，解体型（破瓜型），緊張型，妄想型などに分類し，理解されていました．なお，この分類はDSM-5，ICD-Ⅱでは廃止されています（**表３**）．解体型（破瓜型）は，思春期～青年期に発症することが多く，陰性症状から陽性症状へと経過することが多いです．緊張型は，青年期に急に発症することが多く，**表２**に示した緊張病性の行動を呈することが多いです．妄想型は，30歳前後に発症し，幻覚や妄想を呈することなどが多いです．

表３｜統合失調症の分類

	好発年齢	症状の特徴
解体型（破瓜型）	思春期～青年期	陰性症状から陽性症状へと経過することが多い
緊張型	青年期（急な発症）	緊張病性の行動を呈することが多い
妄想型	30歳前後	幻覚や妄想を呈することなどが多い

3 統合失調症の治療

POINT

抗精神病薬の投与の他，精神科デイケアなども

急性期の治療とは？

統合失調症の急性期には，薬物療法が第一選択です（**図4**）．定型抗精神病薬であるフェノチアジン系抗精神病薬やブチロフェノン系抗精神病薬，非定型抗精神病薬であるセロトニン・ドパミン受容体遮断薬(SDA)や多元受容体作用抗精神病薬(MARTA)，ドパミン受容体部分作動薬（DPA）などが用いられます．また，抗精神病薬の他，患者の状態に応じて抗不安薬や睡眠薬なども使用されます．抗精神病薬は途中で服用を中断すると，症状が重篤化するリスクが高まるとされているので注意が必要です．症状が重い場合は，入院治療を行います．近年では統合失調症に効果がみられる抗精神病薬（第1章「4. 精神疾患の治療② 薬物療法」（p.21）参照）が開発され，外来通院での治療や短期入院による治療となるケースも多くなっています．

休息期の治療とは？

休息期（消耗期）は，急性期の症状が収まることで，活気がなくなり，心身ともに消耗しているような時期です．周囲からみると，何もしていないようにみえたり，怠けているようにみえたりすることがあります．しかし，こうした状態は，急性期で使い果たしたエネルギーを蓄積している状態と考えることができます．休息期では，急性期と同様に薬物治療が継続されますが，状態に応じて，薬物を変えるなど，回復に向けての治療が行われます．

回復期の治療とは？

回復期には，日々の生活に適応することを目的としたさまざまな支援を受けることも大切です（**図4**）．ここでは，精神科デイケアなどにより，ソーシャルスキルトレーニングなどを行い，日々の生活に適応するために，ストレスマネジメント法を学ぶことや対人関係スキルなど，社会的なスキルを身につけることも必要です．

図４｜統合失調症の治療

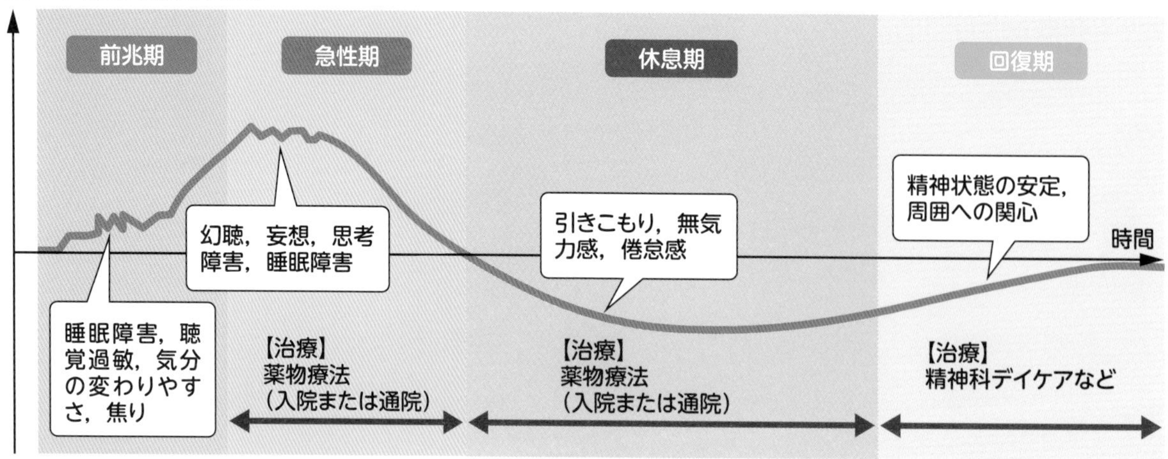

COLUMN

精神科デイケア

精神科デイケアとは？

精神科デイケアとは，精神疾患を抱えている人々が通所し，治療や精神科リハビリテーションを受けるものです．ここでは，社会復帰（復学や就労など）を目的としたさまざまな活動が行われます．健康保険も適用もされます（自立支援医療制度を利用する場合には，自己負担分が１割になります）．

どのようなことをするの？

具体的には，スポーツやゲーム，工作や手芸といった創作などやソーシャルスキルトレーニング（social skills training；SST）を通して，対人コミュニケーションスキルや社会適応能力の向上を目指します．また，決まった時間に通院することで生活リズムを整えることが期待できること，スポーツなどといった身体活動を通して心身の健康の保持増進に寄与することなども期待できます．

利用時間や利用期間は？

精神科デイケアは，時間帯によって大きく，デイケア（昼食を挟み，午前午後で６時間），ナイトケア（午後４時以降で４時間），デイ・ナイトケア（昼食を挟み，午前午後で10時間），ショートケア（１日につき，午前あるいは午後で３時間）に分けられます．

利用期間については，制限は特に設けられていません．しかし，見通しを立ててプログラムに参画し，社会適応していくことが望ましいといえます．

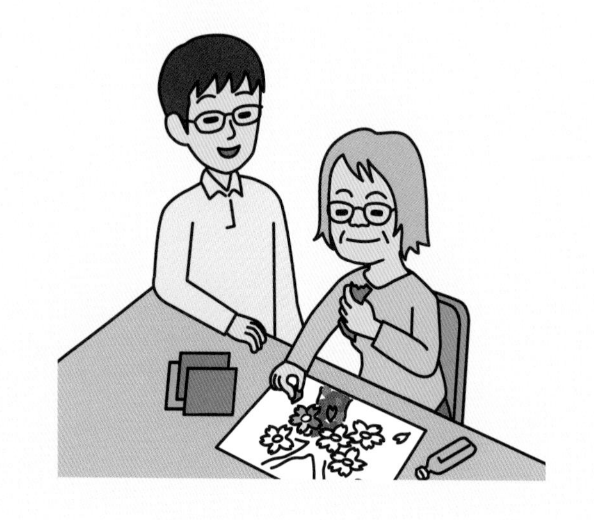

統合失調症患者への接し方のポイント

統合失調症患者は「怖くない」！

症状が現れている状況で適切な治療や支援を受けることができない場合，症状が重篤化することがあります．しかし，統合失調症患者が「怖い人」なのかというと，そうではありません．どのような精神疾患であっても，その症状を理解し，適切な支援を行うことこそが大切です．一部の行動から，「統合失調症は怖い」と誤解をもつことは決してあってはいけません．

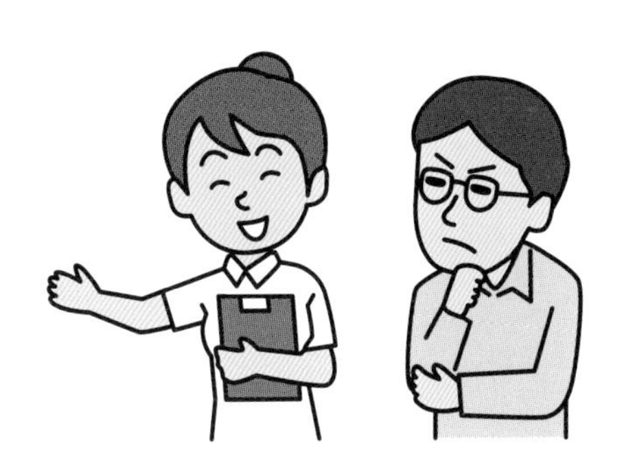

辛い幻聴がある患者に気づいたら精神科へつなぐ！

統合失調症の病識がない状態で聞こえる幻聴は，その患者にとってはまさに「現実に生じている（聞こえている）もの」です．そのため，本人もその声や音に困らされます．幻聴の多くは，自分への攻撃などといったネガティブなものが多く，そういった意味でもとても苦しい体験です．そのような状態にある患者に気づいたら，精神科などへとつなぐことが求められます．

何人ものひとが
私の悪口を
言っているのが
聞こえるんです…

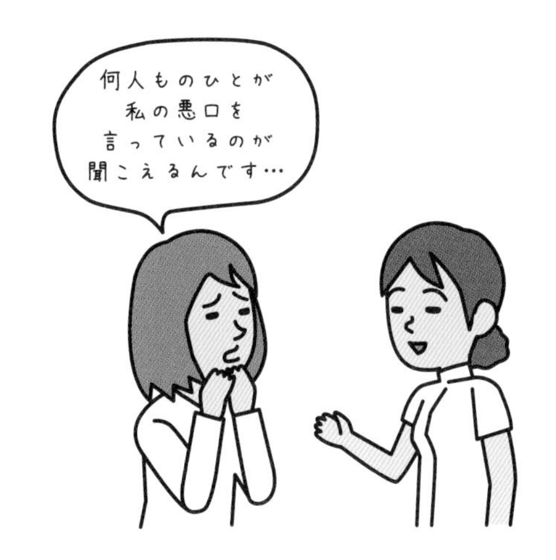

回復期は就労を目指した支援も行う！

回復期には，精神科デイケアによるソーシャルスキルトレーニングをはじめとしたさまざまな活動を通して，コミュニケーションスキルなど日常生活で求められる技能を獲得していきます．いずれは疾患を抱え，コントロールしながら就労することも求められます．そのためには就労移行支援などのサービスを受けながら，働くための下準備ができる環境を整えることも必要です．

今日のテーマ
○○○○について

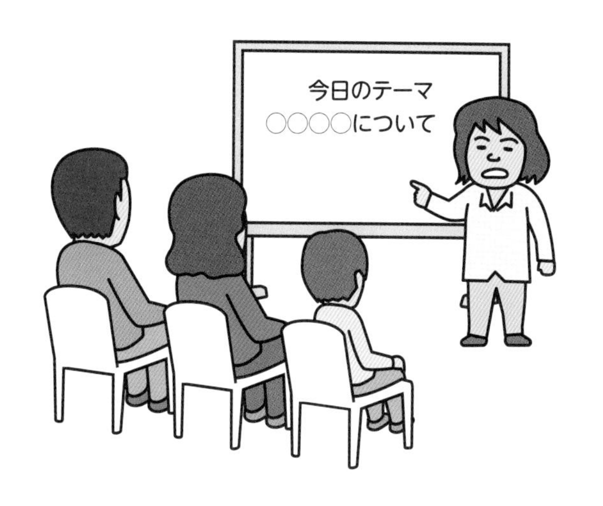

COLUMN

精神保健及び精神障害者福祉に関する法律

どのような法律？

精神障害者の福祉の増進及び国民の精神保健の向上を図ることを目的とした法律です．精神保健福祉法と略されます．1995年に，精神保健法から本法に改正されました．精神障害者の社会復帰などを支える福祉施策の充実が目指されています．具体的には，精神保健福祉センターの設置に関すること，地域精神保健福祉審議会や精神医療審査会の設置に関すること，精神保健指定医の指定に関すること，精神科病院の設置に関すること，医療及び保護（各種入院）に関すること，精神障害者福祉手帳に関することなどが定められています．

「医療及び保護」とは？

精神保健福祉法に定められる医療及び保護には，任意入院，措置入院，医療保護入院が規定されています．任意入院とは患者自らの意思による入院です．措置入院とは都道府県知事の権限によるもので，精神保健指定医（2名以上）に診察を求め，精神障害者であり，かつ自傷他害のおそれがあると認めた場合に行う入院です．医療保護入院は，精神保健指定医による診察の結果，精神障害者であり，かつ医療及び保護のため入院の必要がある場合に，その家族などの同意によって行う入院です．連絡の取れる家族などがいない場合，代わりに市町村長の同意が必要です．

自立支援医療（精神通院医療）とは？

本法の対象は，「統合失調症，精神作用物質による急性中毒又はその依存症，知的障害，精神病質その他の精神疾患を有する者」と定められています．自立支援医療とは，これらの人たちを対象として，通院による精神医療が継続的に必要な病状の人々に対し，その通院医療に関わる自立支援医療費の支給を行うものです．

3 睡眠障害

睡眠障害とは「眠れない」状態を指すだけではなく，睡眠に関するさまざまな問題を包括したものです．睡眠障害は，DSM-5では，「睡眠－覚醒障害群」というカテゴリに該当しますが，ここには，不眠障害だけでなく，過眠障害やナルコレプシー，呼吸関連睡眠障害群など10種類に及ぶさまざまな障害または障害群が含まれています．ここでは，不眠症と概日リズム睡眠－覚醒障害群，過眠症（ナルコレプシーを含む）を中心に睡眠に関する障害を紹介します．

1 不眠症（不眠障害）とは

POINT

入眠や睡眠を維持することが困難になる

不眠症（不眠障害）とは？

「眠れない」を主訴とする，いわゆる不眠症ですが，DSM-5では，「不眠障害」と呼ばれます．成人の約1/3は不眠症状を訴えるとされています．不眠障害の基本的特徴は，眠りにつくことや睡眠を維持することの困難さで，睡眠の量・質ともに満足できないといったことが挙げられます．不眠にはいくつかのタイプがあり，一般的に**図1**のように分類されています．

不眠の状態が少なくとも1週間で3夜生じ，それが少なくとも3ヵ月間持続すると不眠障害と診断されます．また，他の医学的疾患や精神疾患に並存することも多く，不眠の症状を訴える人の40～50%で統合失調症やうつ病，不安障害などの精神疾患が併存するとされています．

不眠症の治療とは？

不眠症の治療は，不眠の原因となっている要因を取り除くことが第一です．また，就寝・起床時間を

ひとくちメモ

レストレスレッグス症候群

不眠をもたらす疾患のひとつにレストレスレッグス症候群があります．その症状からむずむず脚症候群とも呼ばれます．下肢の落ち着かない不快な感覚（むずむずする，何かが，はうように感じる，ほてる，むず痒いなど）から，脚を動かしたいという強い欲求が生じます．安静時や低活動時に症状が出やすく，動かすことで改善することがあります．また，夕方～夜にかけて症状が強くなるため，夜間の睡眠に支障が出ます．

鉄欠乏性貧血や腎不全による人工透析，パーキンソン病によるドパミン不足などが影響していることが示唆されており，鉄分の補給やドパミン受容体を刺激するパーキンソン病治療薬が用いられることもあります．

図１ | 不眠の種類

入眠障害

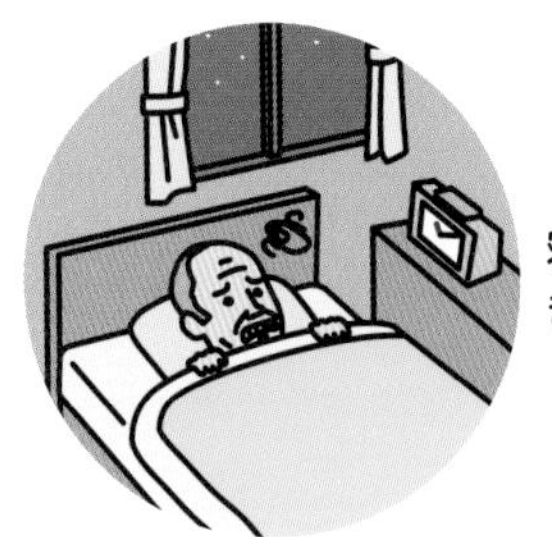

寝つけない，寝つきが悪い

中途覚醒

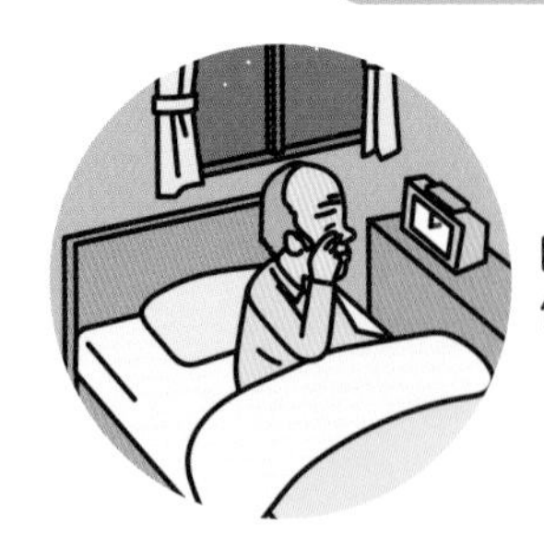

眠りが浅い，途中で何度も目が覚める

早朝覚醒

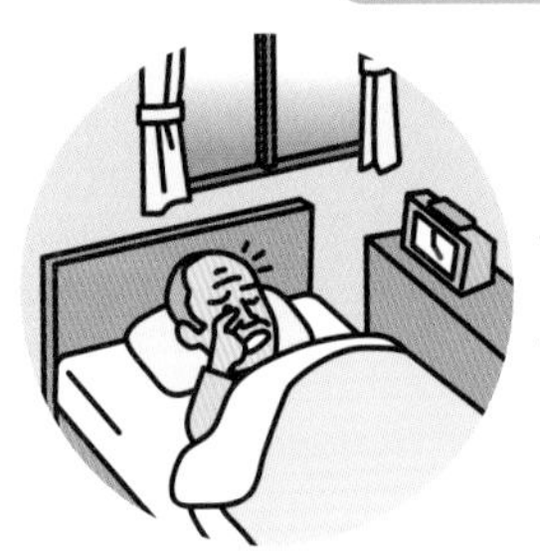

早朝に目が覚めてしまい，その後寝つけない

熟眠障害

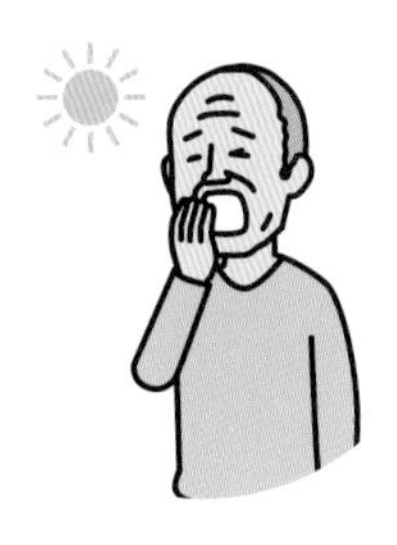

十分な時間眠ってもぐっすり眠れた感じがしない

一定に保つことや太陽の光を浴びることは，概日リズム（いわゆる体内時計）を整え，睡眠リズムを整えます．また，原因にストレスをはじめとした心理的要因がある場合には，心理療法も効果的です．

2 概日リズム睡眠－覚醒障害群

POINT

概日リズムと睡眠－覚醒スケジュールとの間にずれが生じる

概日リズム睡眠－覚醒障害群とは？

概日リズムとは，いわゆる「体内時計」のことです．概日リズム睡眠－覚醒障害群とは，内因性概日リズム（約25時間周期で変化する生体リズム）と日常的な睡眠－覚醒スケジュールとの間にずれが生じ，過剰な眠気や不眠，またはその両方がみられる疾患です．睡眠相後退型，睡眠相前進型，不規則睡眠－覚醒型，非24時間睡眠－覚醒型，交代勤務型，特定不能型に分類されます（**表１**）．

概日リズム睡眠－覚醒障害群の治療とは？

治療としては，就寝・起床時間を一定に保つことや太陽の光を浴びること，また，高照度光療法（強い光を浴びることで概日リズムをリセットする）などが有効です．概日リズムのずれが心理的要因の影響を受けている場合には，心理療法も有効です．

表 1 | 概日リズム睡眠－覚醒障害群の特徴

睡眠相後退型	睡眠の時間帯が遅くなり，1日の早い時間に過剰な眠気などがみられる
睡眠相前進型	睡眠の時間帯が希望する就寝時間や習慣より数時間早くなり，早朝の不眠と日中の過剰な眠気などがみられる
不規則睡眠－覚醒型	睡眠と覚醒のリズムが整わず，不規則な睡眠になる．24時間のうち，睡眠が少なくとも3つの周期に断片化されている
非24時間睡眠－覚醒型	睡眠の時間帯が毎日30～60分ずつずれていき，不眠や過剰な眠気などがみられる
交代勤務型	夜間の業務経歴（夜勤など）によって勤務中の過剰な眠気や睡眠障害が生じる

3 過眠症（過眠障害），ナルコレプシー

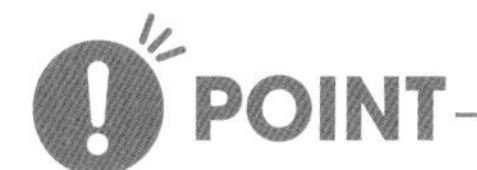

過剰な眠気の他，ナルコレプシーには4主徴がある

過眠症（過眠障害）とは？

睡眠時間が少なくとも7時間持続しているにもかかわらず，過剰な眠気を訴え，同じ日のうちに睡眠をくり返したり，1日の睡眠時間が9時間以上であったとしても回復感がないなどの症状がみられます．こうした状態が少なくとも1週間に3回以上生じ，3ヵ月以上認められる場合，過眠障害と診断されます．

治療としては，まずその原因を究明すること（単なる睡眠不足との鑑別も含みます）や就寝・起床時間を一定に保つことです．薬物療法が必要な場合もあります．昼間の眠気を防ぐためにモダフィニル（モディオダール®），情動脱力発作（笑いなどの突発的な感情体験による意識喪失を伴わない脱力）に対処するために抗うつ薬などが用いられます．

図 2 | ナルコレプシーの症状の例

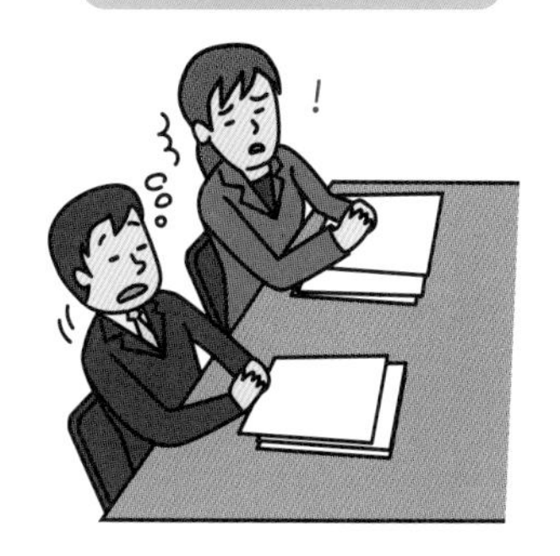

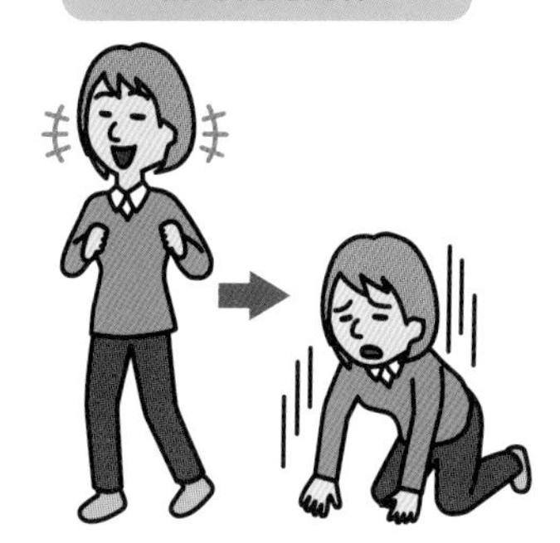

ナルコレプシーとは？

睡眠発作（抑えがたい睡眠欲求），情動脱力発作（カタプレキシー），入眠時幻覚，睡眠麻痺（かなしばり）がみられます（**図２**）．こうした状態が少なくとも3ヵ月の間，週３回以上生じている場合に診断されます．

治療としては，不眠障害や過眠障害と同様に，就寝・起床時間を一定に保つことが必要です．また，覚醒状態を持続させる薬剤の投与が有効な場合もあります．

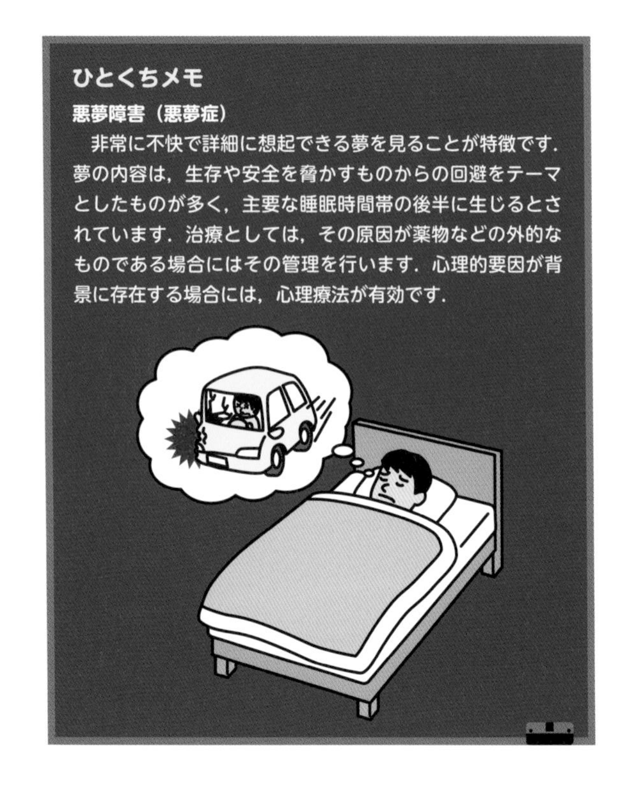

4　呼吸関連睡眠障害群

POINT

睡眠中に呼吸が止まったり，浅くなったりする

呼吸関連睡眠障害群とは？

DSM-5の「睡眠－覚醒障害群」には，睡眠中の呼吸に関する疾患も記載されています．睡眠中に何度も呼吸が止まったり，浅くなることで動脈血酸素飽和度（SpO_2）が低下し，さまざまな問題が生じます．

閉塞性睡眠時無呼吸症候群とは？

舌・喉の筋肉が睡眠中に弛緩することで気道が閉塞もしくは狭くなるために起こります．いびきや呼吸停止など夜間の呼吸障害，日中の眠気や疲労感，回復感のない睡眠などが特徴です．終夜睡眠ポリグラフ検査などを行い，1時間当たり５回以上の無呼吸または低呼吸があれば診断されます．

軽度の場合は，マウスピースなどによる治療，中等度以上の場合は，鼻から空気を送り込む持続陽圧呼吸療法（continuous positive airway pressure；CPAP）が有効です（**図３**）．

図 3 CPAP による治療

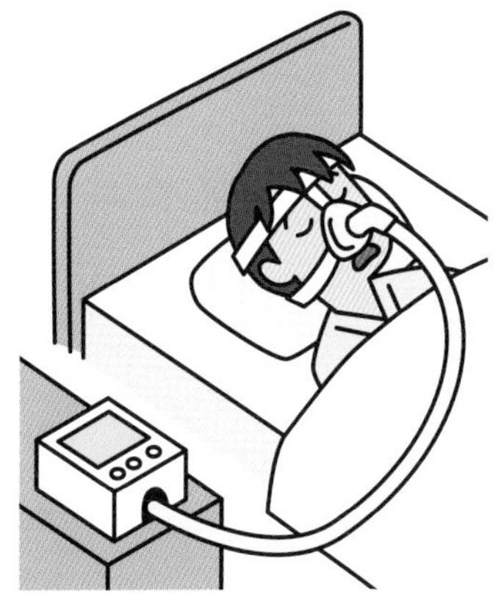

寝るときに鼻にマスクを装着します．
マスクから空気を送り込み，一定の圧力をかけることで気道を広げて呼吸ができるようにします．

中枢性睡眠時無呼吸とは？

気道の閉塞ではなく，呼吸中枢の異常などによって無呼吸が起こります．終夜睡眠ポリグラフ検査などを行い，1 時間当たり 5 回以上の中枢性無呼吸があった場合に診断されます．心不全患者に多くみられ，チェーンストークス呼吸という特徴的で異常な呼吸パターンが現れることもあります．その他，オピオイドなどの薬剤が原因となることもあります．

治療としては心不全などの疾患の管理や原因となる薬剤の回避の他，CPAP なども選択肢となります．

睡眠関連低換気とは？

呼吸の減少により，低酸素血症や高炭酸ガス血症が起こります．呼吸障害のゆるやかな進行によるものと考えられる特発性低換気，先天性の疾患で睡眠時にチアノーゼと無呼吸が生じる先天性中枢性肺胞低換気，肺疾患や神経筋疾患（筋ジストロフィーなど），医薬品などによる併存性睡眠関連低換気に分類されます．

根本的な治療法は確立されておらず，原疾患の管理や原因となる医薬品の回避，対症療法として低換気の状態を改善させるための呼吸管理が行われます．

ひとくちメモ

覚醒時・睡眠時に現れる症状

睡眠時に現れる症状に「レム睡眠行動障害」があります．レム睡眠（急速眼球運動を伴う睡眠で夢を見る睡眠状態）中に，発声や複雑な運動行動（夢で演技するような行動）を伴って覚醒することなどが特徴です．レム睡眠行動障害では，就寝環境の安全性を高めるなどの工夫をしながら，必要に応じてベンゾジアゼピン系薬剤などによる薬物療法が行われます．

覚醒時に現れる症状に「ノンレム睡眠からの覚醒障害」があります．多くは子どもにみられます．睡眠から不完全に覚醒し，睡眠時遊行症（睡眠時に歩き回るなど），睡眠時驚愕症（睡眠から突然驚愕し覚醒するなど）などの症状が現れます．夢はまったく，または少ししか思い出せず，睡眠からの覚醒時の記憶が残っていないといった特徴もあります．通常は成長の過程で自然と治まることが期待されますが，背景にストレスが存在する場合には，心理療法も有効です．

睡眠障害患者への接し方のポイント

昼間の眠気へは仮眠で対処する！

睡眠障害があると日常生活に大きく支障が生じます．それだけでなく，たとえば，自動車の運転中に眠気に襲われ，事故を起こしてしまうなどの危険もあります．まずは，睡眠障害の種類の鑑別が必要ですが，日常的に襲われる昼間の眠気に対処するためには，10 数分程度の仮眠を取ることが有効です．また，閉塞性睡眠時無呼吸症候群などは，適切な治療を行うことで症状の改善が可能なため，医療機関の受診をお勧めします．

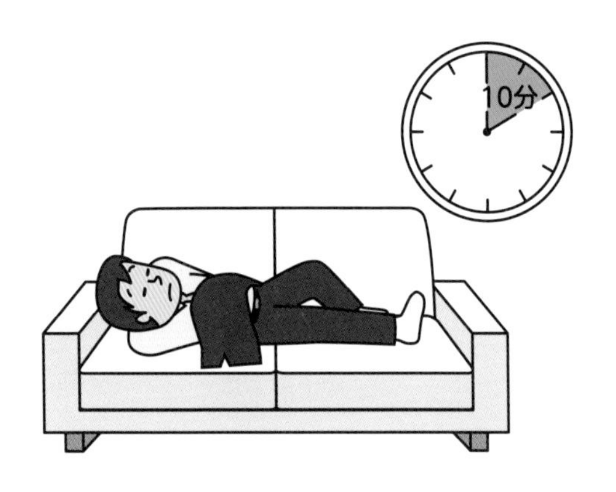

「眠れる」環境を作ろう！

睡眠障害の種類によりますが，不眠となる原因のひとつに，「眠る場所」を「覚醒を促す場所」だと学習してしまうことで眠れない状況に陥っている可能性があります．たとえば，ベッドに入って活動性が増すような行動（ゲームやスマートフォンの操作）をすると，「ベッド＝活動性を増す環境」という学習が成立してしまいます．

このような場合の対策としては，その学習をリセットすることです．たとえば，短期的に寝る場所や寝具を変え，その環境で入眠することをくり返すことで，間違った学習をリセットできる可能性もあります．

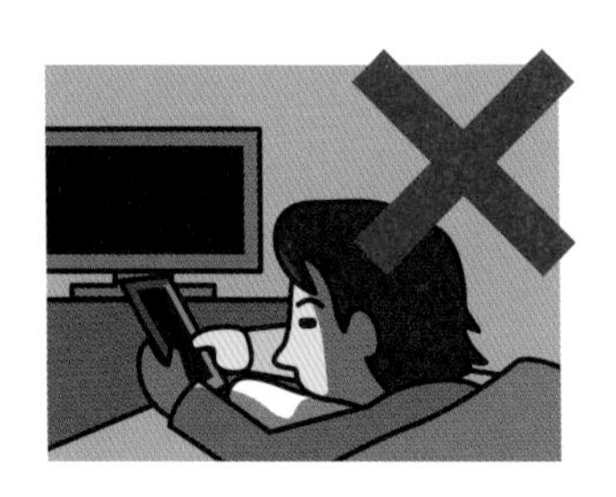

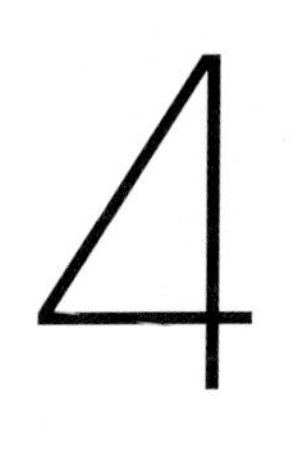

4 摂食障害

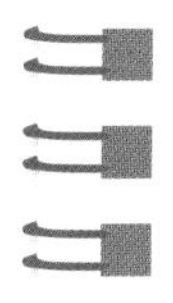

摂食障害は，DSM-5では，「食行動障害および摂食障害群」というカテゴリに該当します．女性に多くみられる疾患ですが，男性の例もあります．このカテゴリには，一般的には「拒食症」や「過食症」と呼ばれるものの他，食物ではないものを食べてしまうことや，吐き戻し咀嚼をくり返すものも含まれています．ここでは代表的な摂食障害である神経性やせ症・神経性過食症を中心に解説していきます．

1 神経性やせ症 / 神経性無食欲症

POINT

摂食制限や排出行動によって低体重に至る

神経性やせ症 / 神経性無食欲症とは？

神経性やせ症 / 神経性無食欲症は，カロリー摂取制限や過度の運動などによって通常よりも有意に低い体重（正常の下限を下回る）となっている状態です．最重度になるとBMIは15kg/m^{2}未満となり，それに伴い無月経や骨粗鬆症などが現われ身体の健康も害されてしまいます．しかしながら，その深刻さを認識できていなかったり，肥満恐怖をもつことが特徴です．

神経性やせ症 / 神経性無食欲症の分類は？

神経性やせ症 / 神経性無食欲症の摂食には，摂食制限型と過食・排出型があります（**図1**）．摂食制限型は，過去3ヵ月にわたって過食や自己誘発性嘔吐や下剤・利尿薬などの乱用といった排出行動はありませんが，摂食を制限している状態です．過食・排出型は，過去3ヵ月の間に過食や排出行動をくり返している状態です．いずれも低体重であるという点は共通しています．

図1｜神経性やせ症／神経性無食欲症の摂食

摂食制限型

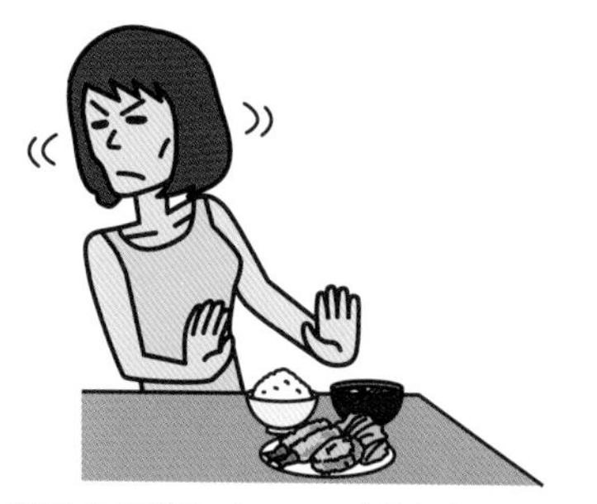

摂食の制限によって，低体重に陥る

過食・排出

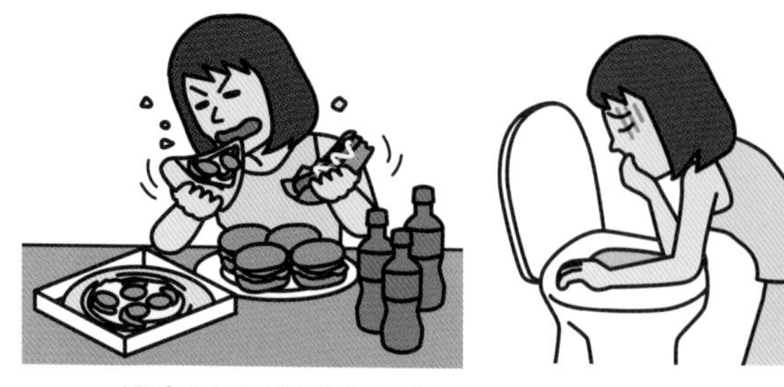

過食と排出行動をくり返すことで低体重に陥る

2 神経性過食症／神経性大食症

POINT

過食と排出行動をくり返す

神経性過食症／神経性大食症とは？

神経性過食症／神経性大食症は，短時間で大量となる過食や自己誘発性嘔吐や下剤の乱用といった排出行動が特徴です．常に食事や食べ物にとらわれ，コントロールができなくなってしまいます．こうした行動の背景には，体重が増加することに対する恐怖が存在します．また，神経性やせ症／神経性無食欲症と違い，低体重ではないことや，体重や体型に自己評価が大きく影響されることも特徴です．

重症度はこの排出行動の頻度やBMIで定められており，週に平均1〜3回では軽度，週に平均14回以上，BMI $< 15kg/m^2$ で最重度とされています．うつ病やパーソナリティ障害などが併存している場合もあります．また，過度な排出行動によって身体的には水・電解質バランスの異常などがみられることがあります．

ひとくちメモ

反芻症／反芻性障害

反芻症／反芻性障害は，少なくとも1ヵ月以上，食物の吐き戻しをくり返し，吐き戻された食物を再び噛んだり，飲み込んだり，吐き出したりすることです．吐き気やむかつきなどがないにもかかわらず，一度飲み込まれたものが口腔内へ上がってくるのが特徴です．

ひとくちメモ

異食症

異食症は少なくとも1ヵ月以上，非栄養的な非食用物質を持続して食べる状態を指します．非栄養的な非食用物質は，紙や石けん，布，髪，紐，羊毛，土，チョーク，ベビーパウダー，絵の具，ガム，金属，小石，木炭や石炭などが該当します．

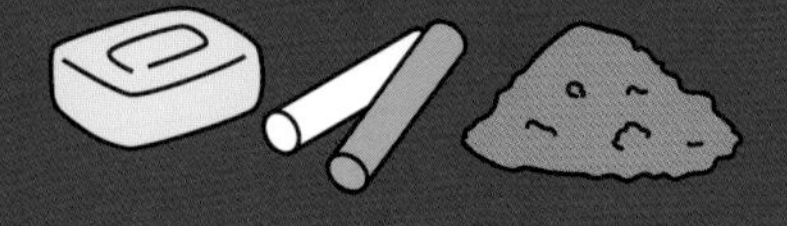

3 摂食障害の治療

POINT

認知行動療法や対人関係療法が効果的

摂食障害の治療とは？

抑うつなどが併存している場合には，うつ病と同様に，選択的セロトニン再取込み阻害薬（SSRI）やセロトニン・ノルアドレナリン再取込み阻害薬（SNRI），抗不安薬などの薬物療法が必要なこともあります．低体重・低栄養状態など身体的な症状が重症と判断された場合には，入院のうえ経管栄養などの栄養療法が必要となることもあります．

その他，健康教育（栄養や心理的側面に対する情報提供など），心理的支援（カウンセリングや心理療法の適用など），家族に対する教育など多方面からの介入が必要不可欠です．特に，摂食障害の背景には，肥満恐怖やボディ・イメージへの不満などの認知的側面の問題や，過食・嘔吐など行動面の問題があるため，それらにアプローチする認知行動療法が効果的です．また，対人関係の問題が背景に潜在していることも多いことから，対人関係療法の効果も認められています．

ひとくちメモ

摂食障害とボディ・イメージの障害

摂食障害の発現・維持要因として，ボディ・イメージの障害が挙げられています．たとえば，実際はやせ～ふつう体型であったとしても，自分自身で認識している体型（ボディ・イメージ）は肥満体型である場合，理想のボディ・イメージに近づくために不必要な過度のダイエット行動や不適応的な排出行動などをしてしまうことがあります．また，痩身理想の内在化（「やせているほうが美しい」という価値基準をもつこと）が，ボディ・イメージの障害を引き起こす要因であることも指摘されています．そのため，やせている身体を称賛する社会文化的な風潮から受ける影響も考慮する必要があります．

摂食障害患者への接し方のポイント

過食嘔吐を無理に止めることはしない！

過食嘔吐をはじめ，食物を排出する行動を目の当たりにすると，すぐにでも止めたくなることでしょう．しかし，周囲から「吐くな！」と言われて止まるようなものであれば，摂食障害という病に悩むこともありません．

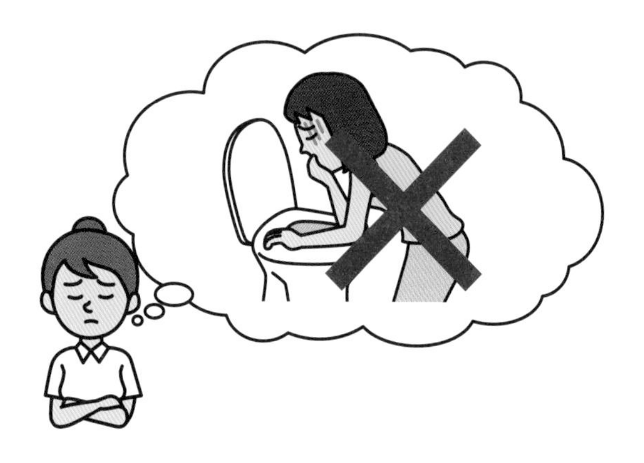

過食嘔吐という行動の背景には，満たされない自己やコントロールが難しい衝動性など，パーソナリティやそれに関連する認知の形態が潜在していることから，こうした心理的側面をケアすることが求められます．そこで，患者が今ここで「その人でいてよい」という実感を得られるような関わりが求められます．居場所感やアイデンティティの醸成ともいえるでしょう．

また，過食嘔吐は身体的にも非常に危険性の高い行動ですが，ストレス対処方略のひとつと考えることもできます．無理にやめさせるような介入は，患者のストレス対処方略を取り上げることになってしまいます．

子どものころからの教育が大切！

近年，摂食障害の低年齢化が指摘されており，なかには神経性やせ症や神経性過食症の特徴がみられる小学生もいます．思春期・青年期が好発年齢であることを考えても発症を阻止する（予防する）関わりがとても大切です．たとえば，過食嘔吐が「食べたら吐けばよい」という考えや「やせているほうが価値が高い」という認知により引き起こされているのであれば，正しい知識を得られるように教育を行うことが予防につながると考えられます．

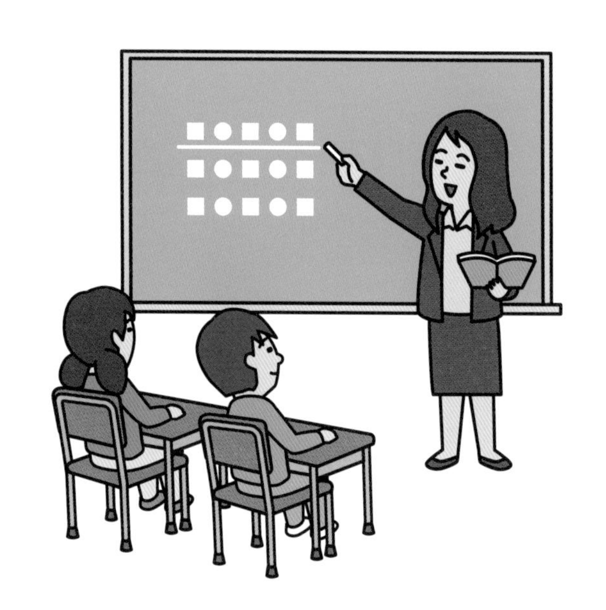

5 依存症（嗜癖・アディクション）

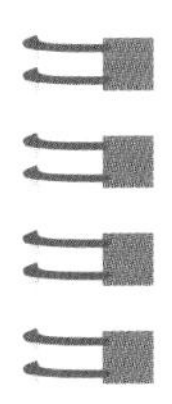

依存症は，DSM-5 では，「物質関連障害および嗜癖性障害群」というカテゴリに該当します．このカテゴリには，10 種類の薬物などに関する依存やギャンブルに対する依存がまとめられています．ここでは，DSM-5 をもとにアルコール関連障害群および非物質関連障害群（ギャンブル障害）依存症を紹介します．なお，専門的には依存症という病名はなくなる方向にあり，「嗜癖（アディクション）」が正しい表現となります（本書では依存症で表記を統一します）．

1 依存症とは

POINT

さまざまな薬物やアルコール，ギャンブルに対するものなどがある

物質嗜癖，行動嗜癖とは？

「乱用」，「依存」は，連続性があって区別できないため，DSM-5 では「使用障害」に一本化されました．そして「物質関連障害および嗜癖性障害群」というカテゴリが設けられました．「嗜癖」とは，特定の物質や行動に伴う快感や刺激（報酬効果）を得ることにのめり込むことです．表 1 に示す乱用，依存性薬物への物質嗜癖があります．

また，ギャンブルは，物質嗜癖と同様の症状が生じ，発生機序（脳の報酬系の活性化など）も類似するため，本カテゴリに分類されることになりました．

表 1 乱用・依存性薬物の一覧

- アルコール
- カフェイン
- 大麻
- 幻覚薬（フェンシクリジン，他の幻覚薬）
- 吸入剤
- オピオイド
- 鎮静薬，睡眠薬，または抗不安薬
- 精神刺激薬（アンフェタミンやコカインなど）
- タバコ
- その他（または不明）

（日本精神神経学会（日本語版用語監修），髙橋三郎・大野裕（監訳）：DSM-5 精神疾患の診断・統計マニュアル，p.474，医学書院，2014 より抜粋）

2 アルコール関連障害群

POINT

アルコール使用障害，アルコール中毒，アルコール離脱などがある

アルコール関連障害群とは？

DSM-5の「アルコール関連障害群」には，アルコール使用障害，アルコール中毒，アルコール離脱などが含まれています．

アルコール使用障害とは？

アルコール使用障害とは，アルコールの使用に関する問題を抱え，臨床的に意味のある障害や苦痛が生じるものです．DSM-5では，**表２**に示す11の特徴のうち，２つ以上が12ヵ月以内に起こっているかどうかを評価します．重症度は，2～3項目の症状が存在している場合には軽度，4～5項目の症状が存在している場合には中等度，6項目以上の症状が存在している場合には重度と評価されます．

アルコール中毒とは？

アルコール中毒は，アルコールの摂取によって問題行動（不適切な性的な行動や攻撃的行動など）や気分の不安定さや判断力低下が生じるものです．会話でろれつがまわらない，協調運動障害（バランスを取って姿勢を正すことなどが困難），不安定な歩行，眼振（眼球が痙攣したように動く），注意力・記憶力の低下，昏迷・昏睡といった徴候や症状のう

表２｜アルコール使用障害の診断基準

A．アルコールの問題となる使用様式で，臨床的に意味のある障害や苦痛が生じ，以下のうち少なくとも２つが，12カ月以内に起こることにより示される．

（1）アルコールを意図していたよりもしばしば大量に，または長期間にわたって使用する．
（2）アルコールの使用を減量または制限することに対する，持続的な欲求または努力の不成功がある．
（3）アルコールを得るために必要な活動，その使用，またはその作用から回復するのに多くの時間が費やされる．
（4）渇望，つまりアルコール使用への強い欲求，または衝動
（5）アルコールの反復的な使用の結果，職場，学校，または家庭における重要な役割の責任を果たすことができなくなる．
（6）アルコールの作用により，持続的，または反復的に社会的，対人的問題が起こり，悪化しているにもかかわらず，その使用を続ける．
（7）アルコールの使用のために，重要な社会的，職業的，または娯楽的活動を放棄，または縮小している．
（8）身体的に危険な状況においてもアルコールの使用を反復する．
（9）身体的または精神的問題が，持続的または反復的に起こり，悪化しているらしいと知っているにもかかわらず，アルコールの使用を続ける．
（10）耐性，以下のいずれかによって定義されるもの：
　（a）中毒または期待する効果に達するために，著しく増大した量のアルコールが必要
　（b）同じ量のアルコールの持続使用で効果が著しく減弱
（11）離脱，以下のいずれかによって明らかとなるもの：
　（a）特徴的なアルコール離脱症候群がある．
　（b）離脱症状を軽減または回避するために，アルコール（またはベンゾジアゼピンのような密接に関連した物質）を摂取する．

（日本精神神経学会（日本語版用語監修），髙橋三郎・大野裕（監訳）：DSM-5 精神疾患の診断・統計マニュアル．p.483，医学書院，2014より転載）

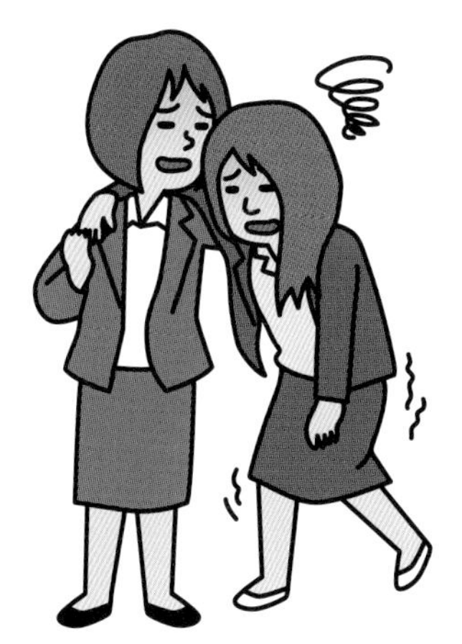

図 1 アルコール中毒

ち，1 つ以上がみられます（**図 1**）．

アルコール離脱とは？

大量で長期にわたって使用していたアルコールを中止した際に生じるものです．自律神経系の過活動（発汗，脈拍数：1 分間に 100 回以上），手指の震えの増加，不眠，悪心・嘔吐，一過性の錯覚（視覚，触覚，聴覚），精神運動性焦燥（じっとしていられないなど），不安，全般性強直間代発作（意識の喪失や全身性の痙攣）といった徴候や症状のうち，2 つ以上がアルコールの使用を中止した後，数時間〜数日以内で生じます．これらの徴候や症状は，本人に苦痛を与えるものであり，日常生活が障害されるものです．

アルコール使用障害の治療とは？

アルコール使用障害で重視する症状は，飲酒問題を認めない否認，飲酒を反復するうちにアルコールに支配されてしまう飲酒コントロールの喪失（**表 2** の（2）），精神依存である強烈な飲酒欲求（渇望（**表 2** の（4））です．飲酒コントロールの喪失は不可逆的なものなので，生涯断酒が必要ですが，飲酒欲求は意思を越えてしまうほど強いので，しばしば再飲酒が起こります．個人精神療法，集団精神療法，行動療法・認知行動療法などを用いながら否認を解消し，断酒意欲を高める必要があります．断酒会，AA（alcoholic anonymous）といった自助グループへの参加も断酒継続には有効です．薬物療法として，渇望を低減させる断酒補助薬，飲酒すると急性アルコール中毒を起こす抗酒薬を用いますが，効果は限定的です．

その他，家族は，患者をかえって飲酒させてしまうイネーブラー（その行動を引き出す存在）になることがあるので，家族教室などによりアルコール使用障害についての理解を深めることが大切です．

3 ギャンブル障害

POINT

問題賭博行為がその人に持続的・反復的に苦痛をもたらす

ギャンブル障害とは？

ギャンブル障害は，DSM-5では，「非物質関連障害群」に分類されるものです．問題賭博行為が，その人に持続的・反復的に苦痛をもたらすといった特徴があります．**表3**に挙げた特徴が，過去12ヵ月間に4つ以上示されます．なお，4〜5項目該当する場合には軽度，6〜7項目該当する場合には中等度，8〜9項目該当する場合には重度と評価されます．

ギャンブル障害の治療とは？

ギャンブル障害の治療では，主に心理教育（ギャンブルに依存するメカニズムの理解など）や集団精神療法（同様の問題を抱える人々が集団で心理的支援などを受ける，**図2**），認知行動療法が用いられます．

表3｜ギャンブル障害の診断基準

（1）興奮を得たいがために，掛け金の額を増やして賭博をする要求
（2）賭博をするのを中断したり，または中止したりすると落ち着かなくなる．またはいらだつ
（3）賭博をするのを制限する，減らす，または中止するなどの努力を繰り返し成功しなかったことがある．
（4）しばしば賭博に心を奪われている（例：過去の賭博体験を再体験すること，ハンディをつけること，または次の賭けの計画を立てること，賭博をするための金銭を得る方法を考えること，を絶えず考えている）．
（5）苦痛の気分（例：無気力，罪悪感，不安，抑うつ）のときに，賭博をすることが多い．
（6）賭博で金をすった後，別の日にそれを取り戻しに帰ってくることが多い（失った金を“深追いする”）．
（7）賭博へののめり込みを隠すために，嘘をつく．
（8）賭博のために，重要な人間関係，仕事，教育，または職業上の機会を危険にさらし，または失ったことがある．
（9）賭博によって引き起こされた絶望的な経済状況を免れるために，他人に金を出してくれるよう頼む．

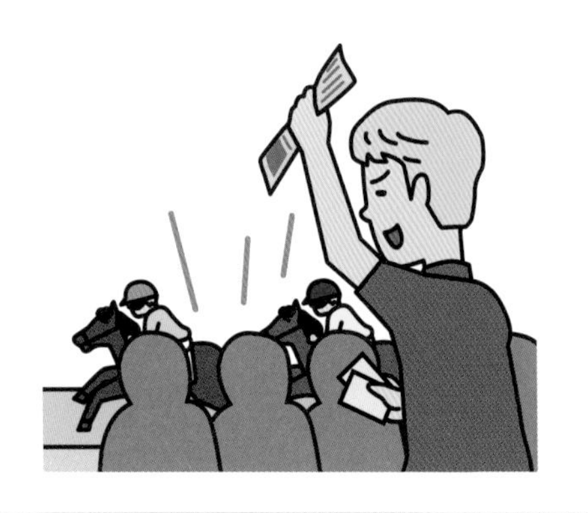

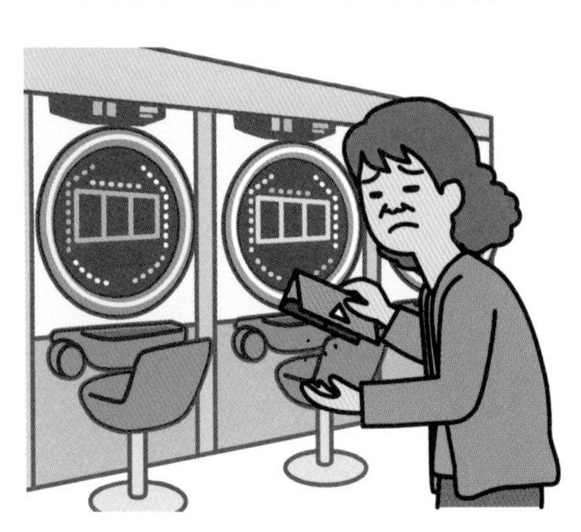

（日本精神神経学会（日本語版用語監修），髙橋三郎・大野裕（監訳）：DSM-5 精神疾患の診断・統計マニュアル．p.578，医学書院，2014より作成）

図 2 集団精神療法

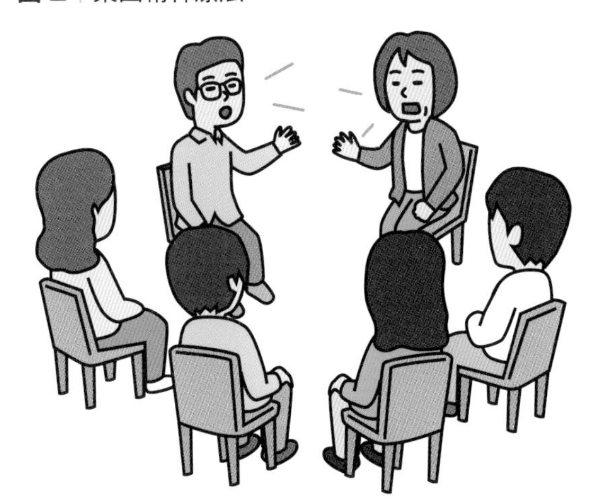

同様の問題を抱える人々が集団で
心理的支援などを受ける

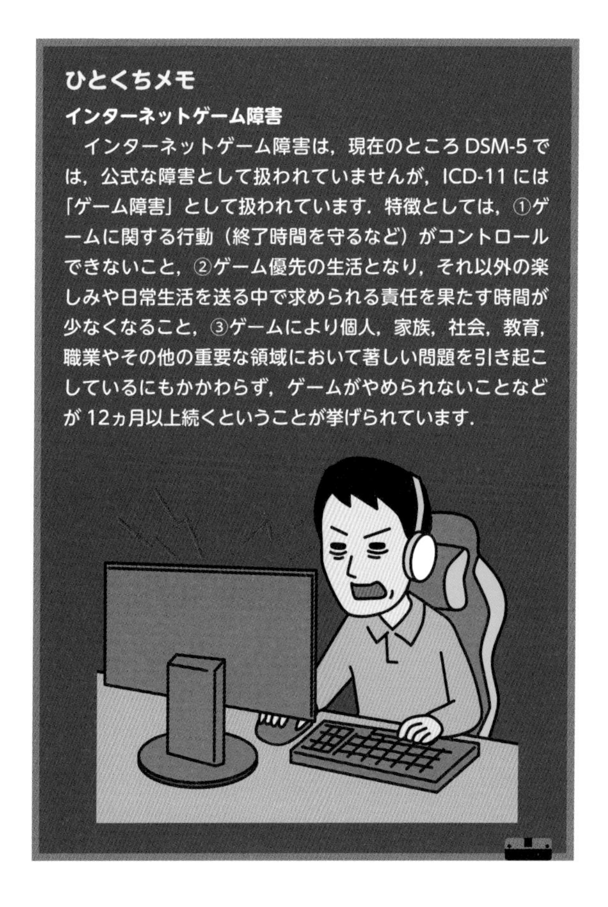

ひとくちメモ

インターネットゲーム障害

インターネットゲーム障害は，現在のところ DSM-5 では，公式な障害として扱われていませんが，ICD-11 には「ゲーム障害」として扱われています．特徴としては，①ゲームに関する行動（終了時間を守るなど）がコントロールできないこと，②ゲーム優先の生活となり，それ以外の楽しみや日常生活を送る中で求められる責任を果たす時間が少なくなること，③ゲームにより個人，家族，社会，教育，職業やその他の重要な領域において著しい問題を引き起こしているにもかかわらず，ゲームがやめられないことなどが 12ヵ月以上続くということが挙げられています．

依存症患者への接し方のポイント

患者の想いを受け止めよう！

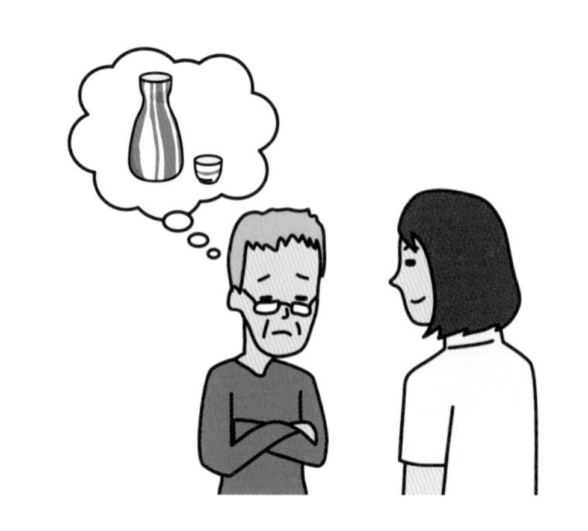

まずは想いを受け止めるということが大切です．そのためには，依存症患者と信頼関係を築くことも必要不可欠です．

依存症に苦しむ人々と接すると，決して依存症に陥った当事者が悪いわけではないことがわかります．依存症に至るまでの人生で直面するさまざまな難しさが，依存症という病を作り上げているともいえます．

たとえば，生育環境の劣悪さは薬物へのアクセスを容易にすることがあるかもしれませんし，夫婦関係の歪みがアルコール摂取を促す要因になる可能性もあります．こうしたことから，まずは依存症を抱える人々の想いを受け止め，悪者扱いしないことが必要です．

家族に対するアプローチも効果的！

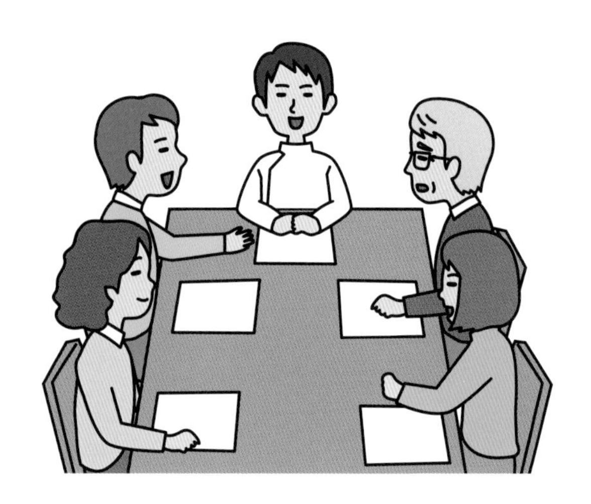

依存の問題の背景に家族の問題が潜在しているということがあれば，家族に対するアプローチも欠かせません．具体的には，医学的な治療（薬物療法）や心理的支援，ピアサポート（同じ問題を抱える人たちが互いにサポーターとなり関わりをもつこと）や家族教室（依存症当事者のみならず，家族に対して障害の理解を促すようなアプローチ）が効果的です．

医療の力を頼ることも大切な選択肢！

依存症患者を取り巻く周辺の他者から，「あの人は意志が弱いから結局やめられない」という声を聞くことがよくあります．しかしながら，決して「意志が弱いから」やめられないのではありません．薬物にしてもアルコールにしても，脳内の神経伝達物質をはじめとした生物学的な影響によってやめられない状況に陥っています．そのため，医療の力を頼ることもとても大切な選択肢です．

「やめることを続けること」も大切！

依存の状態にある場合，そこから抜け出すのはとても大変なことでもあります．そして，周囲のサポートを受けながら，その大変さを抜け出したとき，「やめることを続けること」が大切です．また，危険性を低減させるアプローチであるハーム・リダクション（harm reduction）も重要なアプローチです．

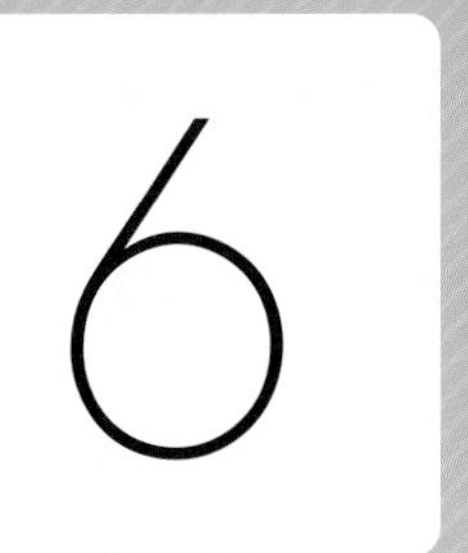

パーソナリティ障害

パーソナリティ障害は，DSM-5では，「パーソナリティ障害群」というカテゴリに該当します．パーソナリティ障害は，共通する特徴として，対人関係の問題や情動面のコントロールの難しさなどが挙げられ，社会的生活に大きく影響する精神疾患です．ここでは，DSM-5に記載されているさまざまな種類のパーソナリティ障害について解説します．

1 パーソナリティ障害全般の特徴

POINT

その人の属する文化で期待されるものより著しく偏った特徴によって本人・他者の生活に支障が出る

パーソナリティ障害とは？

パーソナリティ障害は，認知，感情性，対人関係機能，衝動の制御などに，その人の属する文化から期待されるものより著しく偏った特徴をもつものです．青年期および成人期早期に始まり，生涯を通じて一定しており，その特徴によって本人や他者が悩まされ，日常生活に支障が出てしまいます．一般人口の10～15％に何らかのパーソナリティ障害があるとされ，双極性障害，うつ病，摂食障害などの精神障害の合併が多く認められます．

パーソナリティ障害は，うつ病や睡眠障害などといった他の精神疾患や症状を伴うこともあります．また，依存症や摂食障害などとも併存していることもあり，境界性パーソナリティ障害がそれらの背景に潜在しているケースも少なくありません．境界性パーソナリティ障害の特徴の一つに，自傷行為があり，薬物やアルコールの過量摂取や摂食障害の特徴の一つである自己誘発性嘔吐や下剤乱用などは，自分自身を痛めつける自傷行為の一種と捉えることもできます．

2 パーソナリティ障害の種類

POINT

特徴によってA群，B群，C群に分類される

パーソナリティ障害の種類とは？

パーソナリティ障害にはさまざまなタイプがあり，DSM-5では，その特徴からA群・B群・C群に分類されています．それぞれの群には，**表1**に示すパーソナリティ障害が含まれています．しばし

表1｜パーソナリティ障害の種類

群	種類	特徴
A群	猜疑（さいぎ）性パーソナリティ障害／妄想性パーソナリティ障害	・強い疑いと他者への不信，自分に悪意があると判断しやすい ・恋人や配偶者の貞節を疑う，強い嫉妬心をもつこともある ・他者が少しでも危害を加えた場合には訴えることを好む
	シゾイドパーソナリティ障害／スキゾイドパーソナリティ障害	・集団からの孤立，感情表現の限定 ・他者と関わるのが怖いというわけではなく，関心がない ・喜怒哀楽の表出に乏しい
	統合失調型パーソナリティ障害	・親密な関係を築くことが困難，もののとらえ方が現実離れしている ・自分に特別な力（魔術的な力や超能力など）があると信じる ・偶然の出来事に特別な意味を見いだし，結びつける
B群	反社会性パーソナリティ障害	・衝動性と乱暴さ，ルール無視，15歳以前に素行症（他者の人権や社会的規範などを侵害する行動をくり返す）を発症 ・物質使用障害を合併しやすく，男性に多い
	境界性パーソナリティ障害	・対人関係を取り込み，理想化とこき下ろし，見捨てられ不安をもつ，自傷行為 ・感情・行動が不安定，「自分とは何か（自己イメージ）」を明確に（安定的に）もてない
	演技性パーソナリティ障害	・派出な演技で他者を取り込む ・過剰な振る舞いで他者からの注目を求める
	自己愛性パーソナリティ障害	・誇大的な自己，他者から過度に褒められたい ・尊大・傲慢なタイプと消極的なタイプ（誇大的な自己を隠す）がある ・根底には劣等感があるとも考えられる
C群	回避性パーソナリティ障害	・対人関係，他者からの評価を極端に避ける ・問題を避けることで（自分にとっての）解決を図る ・本当は社会参加したいが，不安などにより集団に入ることができないという点がシゾイドパーソナリティ障害との相違である
	依存性パーソナリティ障害	・他者に極端な依存，分離不安，常に判断を他者に委ねる ・自分を導いてくれる他者に服従
	強迫性パーソナリティ障害	・完璧主義，自身のルールに支配されている ・過度に几帳面，融通がきかない ・細かいところにとらわれ，俯瞰できない

ば1つのパーソナリティ障害に限定されず，複数の基準を満たすことがあります．

A群のパーソナリティ障害とは？

A群のパーソナリティ障害は，奇妙な感じや変わっているように感じるという特徴があります．猜疑性パーソナリティ障害／妄想性パーソナリティ障害は，他者を信じることができず，自分の思うようにいかないと他者から悪意を向けられていると思い込むような特徴があります（**図1**）．シゾイドパーソナリティ障害／スキゾイドパーソナリティ障害は，集団から孤立するなどといった特徴をもち，この孤立は「集団に入りたくない」という性質のものではなく，他者への関心のなさから生じるものといえます．統合失調型パーソナリティ障害は，思考が現実離れしており，とっぴな考え方をするような特徴があります．

図1 | 猜疑性パーソナリティ障害

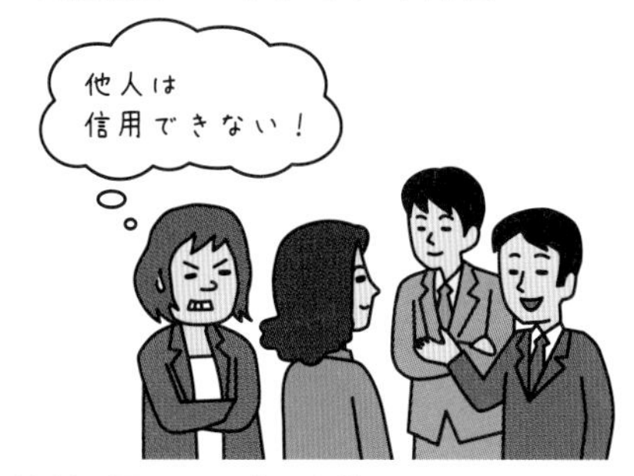

他者を信じられず，自分の思うようにいかないと
他者から悪意を向けられていると思い込む

B群のパーソナリティ障害とは？

B群のパーソナリティ障害は，演技的で感情的などという特徴があります．反社会性パーソナリティ障害は，粗暴で問題行動を引き起こすといった特徴があります．境界性パーソナリティ障害は，理想化とこき下ろし，対人操作（対人関係の取り込み）などで他者を翻弄します．演技性パーソナリティ障害は，派手な演技や魅力で他者を取り込み，自己愛性パーソナリティ障害は，自己愛が傷つくと（いわばプライドが傷つけられると）他者に過剰な攻撃を向けるなどといった特徴があります（**図2**）．

C群のパーソナリティ障害とは？

C群のパーソナリティ障害は，不安やおそれを抱きやすいという特徴があります．回避性パーソナリティ障害は，対人関係にまつわる不安などから集団から孤立する（A群のシゾイドパーソナリティ障害とは異なり，意図して集団に入らない）といった特徴があります（**図3**）．依存性パーソナリティ障害は，他者に依存し，分離不安の影響もあり自己決定が困難です．強迫性パーソナリティ障害は，過度の完全主義や几帳面さによって日常生活が害されるなどといった特徴があります．

図2 | 自己愛性パーソナリティ障害

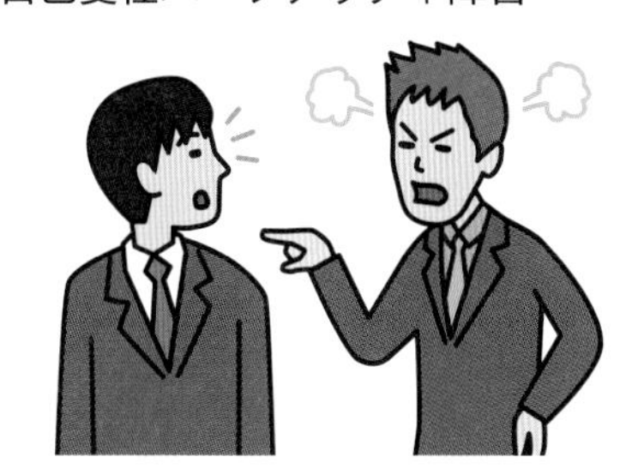

自己愛が傷つくと（いわばプライドが傷つけられると）他者に過剰な攻撃を向ける

図3 | 回避性パーソナリティ障害

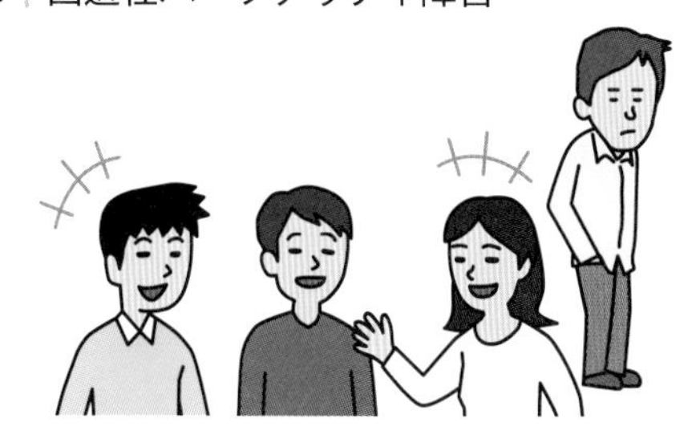

対人関係にまつわる不安などから集団から
孤立する

3 パーソナリティ障害の治療

POINT

薬物療法や認知行動療法や精神分析的な心理療法，対人関係療法などを行う

パーソナリティ障害の治療や予後は？

パーソナリティ障害は，その人の生まれもった性格のような治らないものではなく，治療によって改善が見込めるものですが，患者自身の主体的参加が必要です．そのため，患者と医療者とが協力して問題を認識し，治療を行っていくことが大切です．

不安や抑うつなど，情動的側面の問題を抱えることもあることから，薬物療法を選択することもあります．薬物療法は，そのタイプにより異なります．たとえば，妄想性パーソナリティ障害や統合失調型パーソナリティ障害の場合には非定型抗精神病薬，境界性パーソナリティ障害の場合には気分安定薬などが用いられることがあります．

また，認知行動療法や精神分析的な心理療法，対人関係療法などの効果も期待されます．なお，パーソナリティ障害には晩熟化（年齢を重ねるごとに症状が軽くなる）という現象も生じます．

パーソナリティ障害患者への接し方のポイント

パーソナリティ障害は人格や性格の問題ではない！

パーソナリティは「人格」や「性格」と訳されるため，パーソナリティの障害というと，あたかも人格や性格に問題があるように感じられるかもしれません．しかし，パーソナリティ障害は，人格や性格に問題があるのではなく，その障害の影響で生じる，特に行動面の特徴が問題になります．たとえば，境界性パーソナリティ障害では，その特徴に自傷行為が挙げられています．自傷行為を目の当たりにすると，衝撃的な行動から周囲は慌ててしまうことがあるかもしれませんが，こうした行動をせざるを得ない状況を引き出しているものがパーソナリティ障害であり，その人の人格や性格そのものが悪影響を及ぼしているわけではありません．

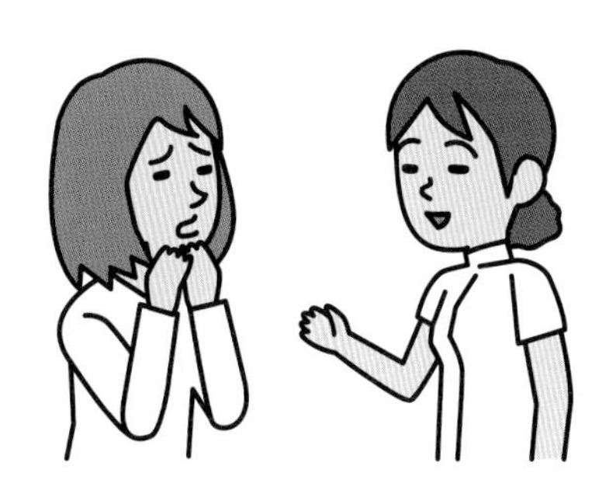

接することが大変ですか？

特に，境界性パーソナリティ障害や自己愛性パーソナリティ障害などは，対人関係上の問題を引き起こしやすいという特徴があります．たとえば，境界性パーソナリティ障害の特徴である対人操作や自己愛性パーソナリティ障害の特徴である自己愛的憤怒は，複数が集合するコミュニティの中で直面すると，対人関係上の大きな混乱が生じることがあるでしょう．こうした意味では，接することは大変かもしれません．一方で，対人操作や自己愛的憤怒という特徴が生じるひとつの要因には，脆弱な自己像が挙げられます．

自己像とは，簡単に言えば「自分が自分である」という感覚で，誕生から長い間をかけて形成される自己イメージです．脆弱な自己像とは，その自己像が確立されていないことです．「自分が自分でいてはいけない」という危機感をもちながら，自分の存在価値を他者に尋ねるための行動が対人操作であると考えると，その人の話を十分に聴き，その存在を認めることから，支援が始まるといえるでしょう．また，自己愛的憤怒は，自己愛が傷ついたときに生じる現象です．怒りが降りかかってくると，その怖さでたじろいでしまうことは当然ですが，その怒りにその人が傷ついた体験があるという理解をしてみてもよいかもしれません．ただし，その傷つきは，他者からみるとまったく理解ができない（正当ではない）ものかもしれません．しかし，その人の存在を認め，正当に評価し，必要であればしっかりとした治療を受けることができるように医療機関につなげるということはすべてのパーソナリティ障害に共通して求められることです．

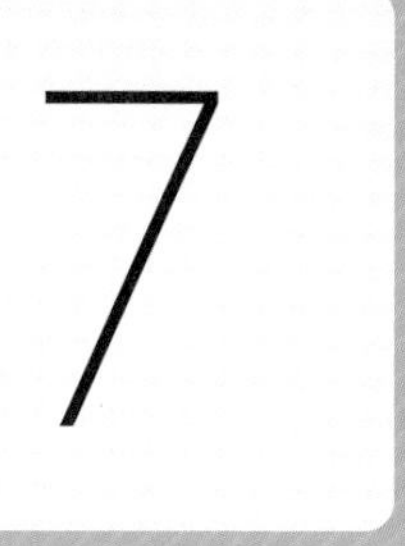

7 不安症

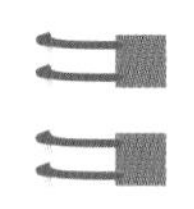

不安症は，DSM-5 では，「不安症群 / 不安障害群」というカテゴリに該当します．「不安症群 / 不安障害群」の疾患は，恐怖体験に伴う不安やパニック発作などが特徴となります．男性よりも女性に多いとされています．ここでは，不安に関連するさまざまな障害について解説します．

1 不安症とは

POINT

不安や恐怖によって日常生活に支障が出ている状態

不安症とは？

不安症は，不安や恐怖が喚起され，それが6ヵ月以上持続する状態です．その不安や恐怖により，日常的な行動が制限されてしまいます．さまざまな疾患があるため，下記に代表的なものを紹介していきます．

ひとくちメモ
不安と恐怖
どちらも似た概念ですが，不安は実態がない場合に生じる感情，恐怖は実態がある場合に生じる感情と整理することができます．たとえば，「目の前にいる熊が怖い」という感情は恐怖です．一方で，「熊の目撃情報があるからこの山は怖い」という感情は不安です．
恐怖
不安
対象の実態のある感情
対象の実態のない感情

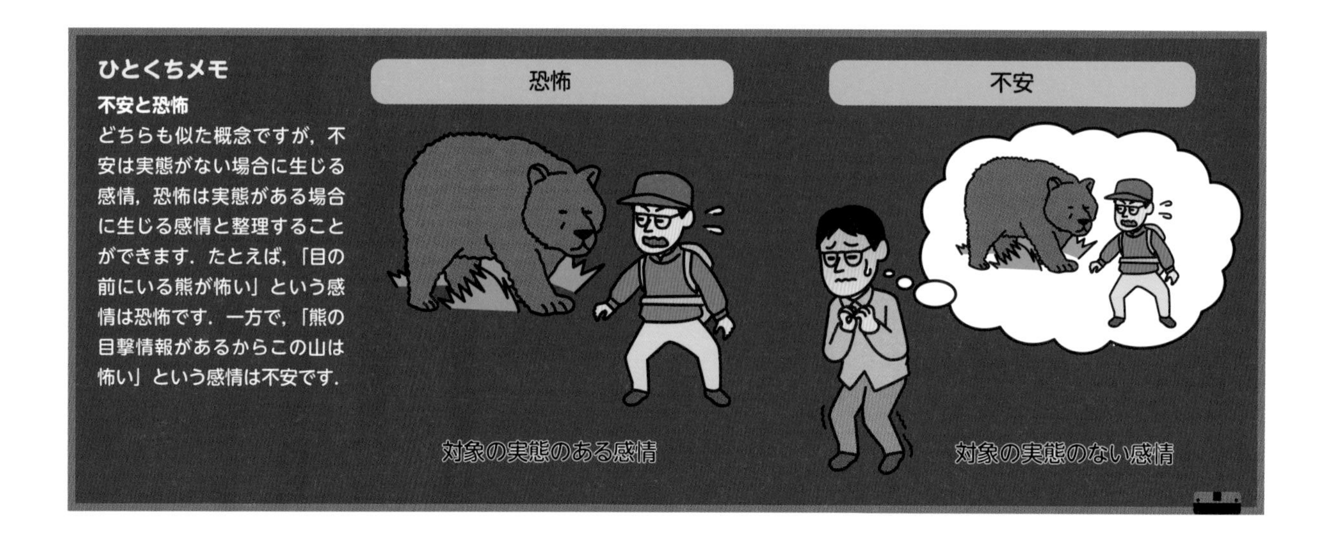

2 不安症の分類

POINT

不安を感じる対象や状況によって，さまざまな疾患がある

全般不安症 / 全般性不安障害とは？

全般不安症 / 全般性不安障害は，さまざまな出来事に対して過剰な不安や予期不安を抱きます．①落ち着きのなさ・緊張感，②疲労しやすさ，③集中困難，④怒りやすくなる，⑤筋肉の緊張，⑥睡眠障害のうち３つ以上が該当し，不安が喚起されない日よりも喚起される日が多い状況が6ヵ月以上続いた場合に診断されます．

ひとくちメモ

予期不安

一度起きた良くない出来事が「また起こるのではないか？」と不安になることです．たとえば，パニック発作では，「また発作が起きるのではないか？」と不安になることが多いとされています．

限局性恐怖症とは？

限局性恐怖症は，ある特定の対象や状況に対して恐怖や不安をもつものです．たとえば，尖ったものや血液，動物などの対象の他，高所や閉所といった状況などもよくみられます（**図１**）．恐怖や不安が生じる対象や状況から回避する行動を取りますが，子どもでは不安の表現として，泣きわめいたり，凍りついたりすることもあります．こうした状態が6ヵ月以上続き，それによって日常生活に支障が出る場合に診断されます．

図１ 限局性恐怖症の例

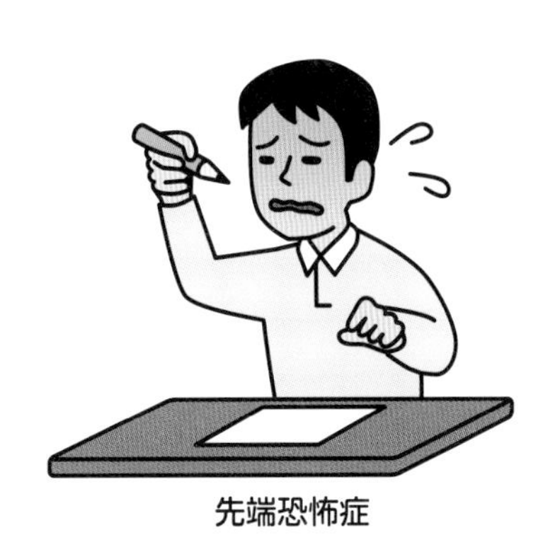

先端恐怖症

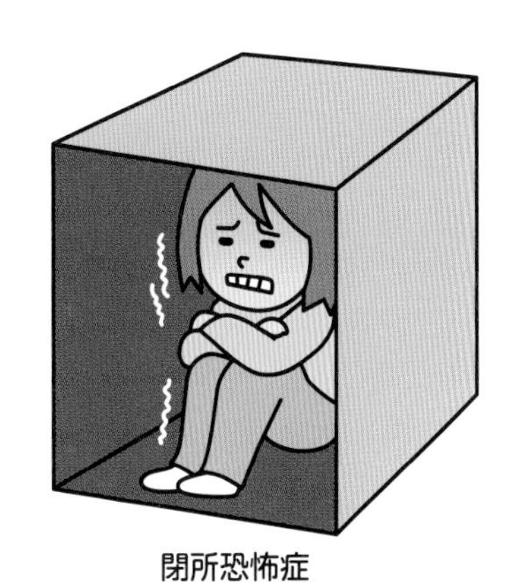

閉所恐怖症

社交不安症／社交不安障害（社交不安）とは？

社交不安症／社交不安障害（社交不安）は，注目を浴びる場面や他者との社交場面において恐怖や不安が引き起こされ，他者から否定的に評価されることにも不安をもつものです．この状態が6ヵ月以上続いている場合に診断されます．

たとえば，ある特定の苦手な状況・場面（人前で発表をするなど）に限って不安が高まることはパフォーマンス恐怖と呼ばれることがあります．

広場恐怖症とは？

広場恐怖症は，①公共交通機関の利用中，②広い場所にいるとき，③囲まれた場所にいるとき，④列に並ぶまたは群衆の中にいるとき，⑤家の外に１人でいるときのうち，２つ以上について不安をもつという特徴があります．そして，これらの不安を感じる状況から回避するために，日常生活に支障が出ることもあります．このような状態が6ヵ月以上続いた場合に診断されます．

パニック症／パニック障害とは？

パニック症／パニック障害は，突然の激しい恐怖や強烈な不快感の高まりが数分以内でピークに達し，動悸や心悸亢進，発汗，震え，息苦しさ，窒息感，胸部不快感，悪心，めまいなどの症状（パニック発作）が生じるものです（**図２**）．パニック発作が起きている最中には，「死んでしまうのではないか」という恐怖を感じることもあります．そのため，「パニック発作がまた生じるのではないか」という予期不安をもち，パニック発作がまた起きないよう，以前発作が起きた状況などを回避しようとすることもあります．それによって，日常生活に支障が出るといった状態が1ヵ月以上続いた場合にパニック障害と診断されます．

図２｜パニック発作の症状の例

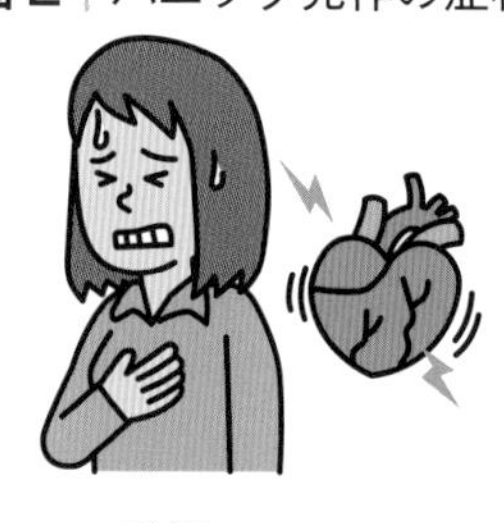

動悸

息苦しさ

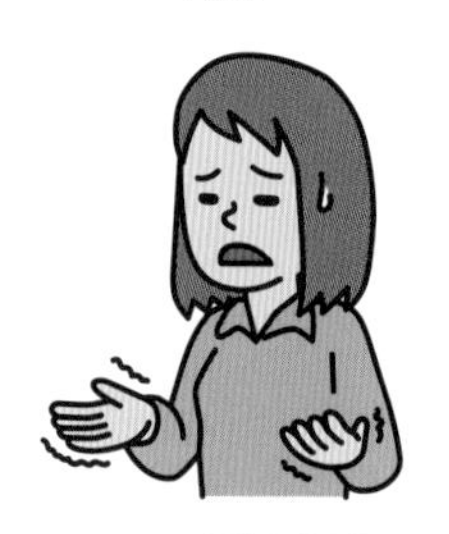

手の震え

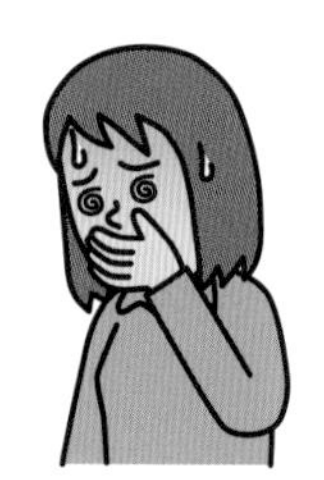

めまい，吐き気

分離不安症 / 分離不安障害とは？

分離不安症 / 分離不安障害は，家や愛着をもつ人（養育者など）からの分離に過剰な不安をもつことです．子どもが家で１人で留守番をしたときに感じるような当然生じる不安とは異なります．愛着をもつ人からの分離によって反復的で過剰な苦痛に見舞われることや，その人の死に対して過剰な不安をもつこと，分離によって自分自身に災難が降りかかることなどについて過度に心配することで，１人で出かけることができなくなることもあります．

ひとくちメモ

選択性緘黙（かんもく）

小児にみられる不安に関する障害のひとつです．言語能力には問題がないにもかかわらず，ある特定の場面（学校など）では話すことができず，それが１ヵ月以上持続し，日常生活や対人コミュニケーションに支障が出ている状態です．しかし，家族の前や親しい人の前では問題なく会話をすることができます．

3 不安にまつわる障害の治療

POINT

薬物療法や認知行動療法が有効

不安にまつわる障害の治療法とは？

選択的セロトニン再取込み阻害薬（SSRI）やベンゾジアゼピン系抗不安薬，三環系抗うつ薬を用いた薬物療法が有効です．

また，認知行動療法の有効性も示されています．たとえば，予期不安により行動が制限されている場合，認知的側面に関与することで予期不安が低減し，予期不安が低減することで，制限される行動が減少することも期待されます．電車に乗ることが怖いという考え（認知）にとらわれているときに，その認知に関与し，電車に乗ることができると，電車に乗ることができたという体験を報酬（強化子）として，電車に乗る行動が増大する可能性が期待できます．

不安症患者への接し方のポイント

不安な状況や気持ちを了解し，充分に理解しよう！

不安に悩む人の場合，ある特定の対象に対する不安や漠然とした不安など，そこで抱える不安はさまざまです．そして，こうした不安は他者からは了解不可能なものもあり，「なぜそんなことに不安になるの？」と聞きたくなることもあるかもしれません．しかし，どのような不安であったとしても，その不安を抱える人にとっては，悩みの種であり，どうにかしたいものであることは確かです．周囲からみると「不安な意味がわからない！」という状況であったとしても，その人が不安であるという状況や気持ちを了解し，充分に扱い理解することが大切です．

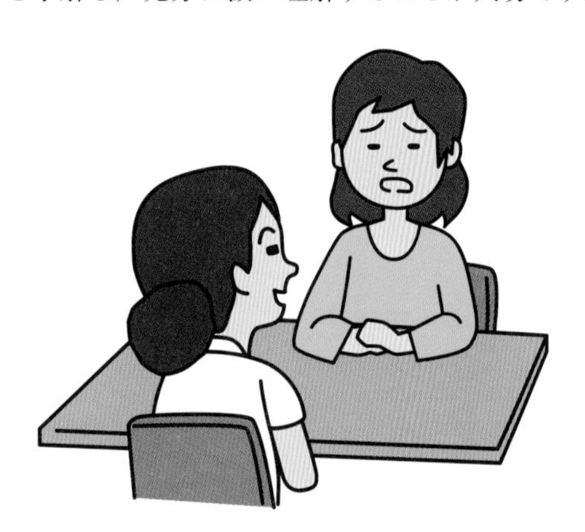

本人の考えや要望を確かめよう！

その人が不安であるという状況や気持ちに共感することが大原則です．また，不安を抱える人々は，もちろん例外はありますが，「自分が不安であること」を聴いてもらいたい，その状況を確認し同意を得たいなど，「他者に聴いてほしい」，「わかってほしい」という欲求が強いケースも多くあります．そこでは，「どうしたらよいと思う？」とアドバイスを求められることがあるかもしれません．こうしたとき，不安を抱える人を否定したり，アドバイスをしたりするのではなく，「あなたはどうしたいのか」を尋ねることや「私に何ができるのか」を尋ねることなど，その本人の考えや要望を確かめることが必要です．アドバイスするのであれば，適切な医療機関や相談機関への情報やリラクセーション法を伝えるということが現実的です．

リラクセーション法などを活用しよう！

緊張や不安が高い場合，筋緊張が高まります．こうした現象は心身相関と呼ばれます．具体的には，不安が高まり，肩がこわばるといった状況です．こころと身体は相関関係にあるため，筋緊張を弛緩すると心理的緊張（不安）が低減することも期待されます．

筋緊張を弛緩させる方法はさまざまで，適度な運動や入浴をはじめ，漸進的筋弛緩法や自律訓練法などという方法もあります．漸進的筋弛緩法や自律訓練法は医療機関や相談機関（心療内科など）で修得することが可能です．

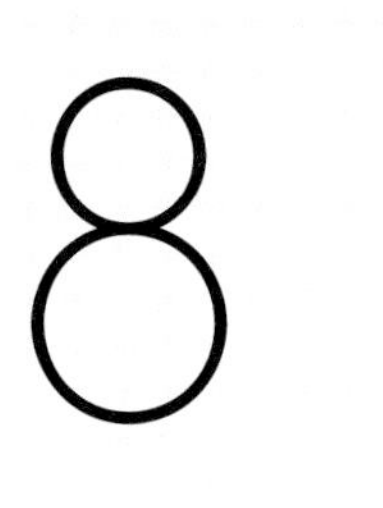

ストレス反応・適応障害

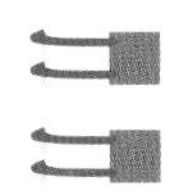

ストレス反応や適応障害は，DSM-5 では，「心的外傷およびストレス因関連障害」というカテゴリに該当します．「心的外傷およびストレス因関連障害」は，悲惨な体験による心的反応や環境におけるストレス因により不適応が生じるなどといった特徴があります．ここではそれらの疾患について解説します．

1 ストレスとは

POINT

何らかの刺激（ストレッサー）を受けたときに生じる緊張状態

ストレスとは？

ストレスとは，外部の環境や自分自身の思考や感情などからの何らかの刺激を受けたときに生じる緊張状態のことです．この刺激をストレッサー，ストレッサーにより引き起こされるさまざまな反応をストレス反応と呼びます（**図 1**）．ストレッサーには物理的なものや化学物質によるもの，心理的なもの，社会的なものなどがあります（**表 1**）．

また，ストレス反応に上手に対処することも必要不可欠です．ストレス反応が継続して生じているときには，心身の症状を呈するリスクが高まるためです．

図 1　ストレッサーとストレス反応

ストレッサー

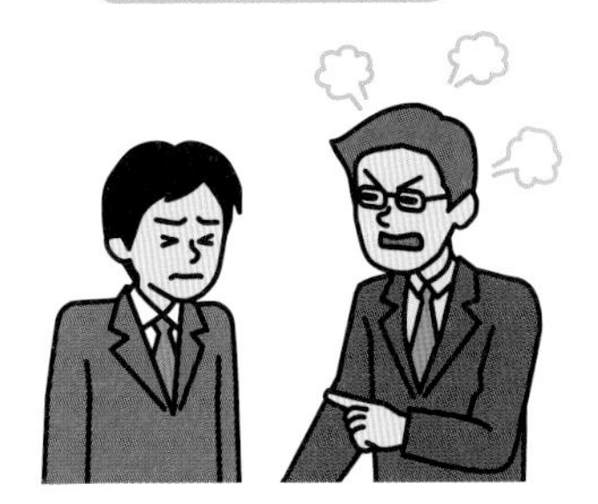

内外（自分自身の思考や感情，環境）からの刺激

ストレス反応

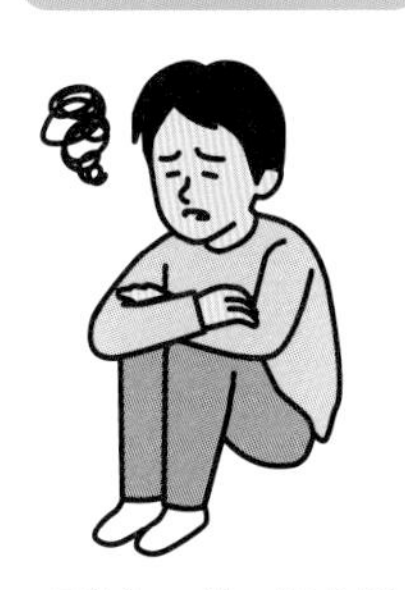

ストレッサーにより引き起こされる反応

表1 ストレッサーの例

ストレッサー	具体例
物理的（環境的）ストレッサー	環境の温度，音，明るさなど
化学物質などによるストレッサー	大気汚染，放射性物質，アルコール，たばこ，薬物など
生物的なストレッサー	ウイルス，カビなど
心理的なストレッサー	悩み，葛藤，気分，感情など
社会・文化的なストレッサー	人間関係，経済状況，地域社会の慣習など

ひとくちメモ

ストレスの語源

かつて，「ストレス」という単語は，機械工学の領域で“物体に圧力を加えたときに生じるゆがみ”という意味で用いられていました．しかし，生理学者のセリエなどによって医学や心理学領域でストレス研究が進められ，今日のような「心身のストレス」という意味で用いられることが多くなりました．

2 ストレス反応・適応障害の分類

POINT

ストレスとなる**体験の程度や症状の持続期間**によって異なる

急性ストレス障害とは？

急性ストレス障害は，心的外傷を引き起こす体験（戦争や災害などの惨事体験）を直接体験・目撃したり，耳にしたりすることによって生じます．嫌悪的な刺激の曝露後に侵入症状（苦痛な記憶の出現，苦痛な夢，フラッシュバックなど）や陰性気分（幸福や楽しみを感じることができない），解離症状（ぼーっとしていて自分自身である感覚がない，解離性健忘），回避症状（苦痛な記憶や思考，感情からの回避），覚醒症状（入眠困難や浅い眠り，集中困難など）が，3日〜1ヵ月続いた場合に診断されます．なお，症状が1ヵ月以上継続した場合には，次に紹介する心的外傷後ストレス障害と診断されます．

心的外傷後ストレス障害(PTSD)とは？

心的外傷後ストレス障害（posttraumatic stress disorder；PTSD）は，急性ストレス障害と同様に心的外傷を引き起こす体験を直接体験・目撃したり，耳にしたりすることなどによって反復的・不随意的・侵入的で苦痛な記憶や夢，フラッシュバックなどが生じるものです．心的外傷に関連する記憶や環境から持続的に回避することもあります．離人感（自身から離れた感覚，夢の中にいるような感覚）や現実感消失（ぼんやりして非現実的な感覚）が生じることもあります．

適応障害とは？

適応障害は，明確なストレス因（ストレスとなる出来事など）から3ヵ月以内に心身の症状（自律神経症状や不安や抑うつなど）が出現するものです．これら心身の症状は，他の精神疾患の診断には当てはまりません．ストレス因が除外されれば，症状は6ヵ月以上続くことはありません．ただし，ストレス因が除外されずに，症状が6ヵ月以上続く場合は，持続性（慢性）と評価されます．

ひとくちメモ

子どものPTSD

DSM-5では，6歳以下の子どもの場合でも心的外傷を直接体験するだけでなく，養育者などに生じた出来事を目撃することなどで生じるとされています．苦痛な記憶や夢，フラッシュバックなどが生じたり，遊びが抑制されたりすることなどがあります．その他にも言語の喪失や幻聴（他者の言葉で話される自分の考えを聞くなど）や妄想がみられることも特徴です．

3 ストレス反応・適応障害の治療

POINT

PTSDは薬物療法や認知行動療法，適応障害はストレスへの対処が有効

PTSDの治療法とは？

PTSDでは，トラウマ体験によって記憶や思考など認知的側面に大きな影響が与えられるため，選択的セロトニン再取込み阻害薬（SSRI）をはじめとした薬物療法や認知行動療法が有効です．なお，不眠や悪夢を見るなどといった症状がある場合，オランザピン（ジプレキサ®）などが投与されることもあります．また，眼球運動による脱感作と再処理法（eye movement desensitization and reprocessing；EMDR）はPTSDに対する有効性も確認されています（**図2**）.

図2 | EMDR

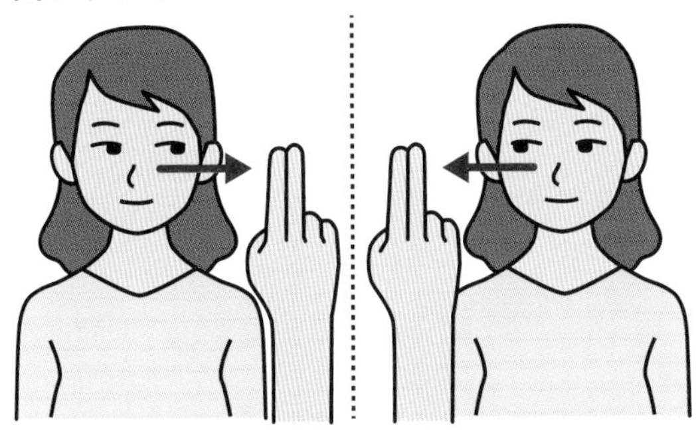

治療者が腕を左右に振り，その指先を目だけを動かして見続ける

適応障害の治療法とは？

適応障害は，ストレス因が明確であることから，そのストレス因を取り除くことや変容させること，そして，ストレス対処能力を高めることなどが求められます．

ストレッサーやストレス反応に対処することをストレスコーピングといいます．ストレッサーそのものに対して行うコーピングは問題焦点型コーピング，ストレス反応（特に不安などの情動的側面）に対して行うコーピングは情動焦点型コーピングと呼ばれます．このうち，情動焦点型コーピングは，生じている情動的な反応に対処するので，より取り入れやすいといえるでしょう．コーピングの方法の例を**表2**に示しました．なお，不安が高い場合や抑うつ状態が認められる場合では，SSRIや抗不安薬を用いることもあります．

表2 代表的なコーピングの例

- 休養を取る，十分な睡眠
- 適度な運動
- 入浴
- 趣味の実践
- 呼吸法（腹式呼吸など）
- 気そらし・気晴らし
- 筋弛緩（自律訓練法・漸進的筋弛緩法など）

COLUMN

愛着障害

愛着障害とは？

DSM-5には，愛着障害である反応性アタッチメント障害/反応性愛着障害や脱抑制型対人交流障害も「心的外傷およびストレス因関連障害」に含まれています．愛着障害は，主に子どもにみられるもので，発達早期におけるネグレクトや愛着の剥奪，愛着形成の制限などといった経験がリスクファクターとなっています．いずれも下記に示した状態が12ヵ月以上持続しているとされます．

反応性アタッチメント障害/反応性愛着障害とは？

反応性アタッチメント障害/反応性愛着障害は，苦痛なときでも周囲に愛着を求めない，周囲から愛着を得ることができる状況であったとしても，それに反応することが少ないという特徴があります．また，他者との交流や情動表出（喜びやうれしさなどの陽性の情動）が制限され，養育者に対する説明できないいらだたしさや悲しみ，恐怖などを感じることもあります．なお，診断されるのは少なくとも生後9ヵ月の発達年齢であり，その障害が5歳以前に明らかとなっている場合です．

脱抑制型対人交流障害とは？

一方，脱抑制型対人交流障害は，見慣れない大人に積極的に接近し交流するという特徴があります．その行動にためらいが少なく，過度になれなれしい言動であり，知らない大人にも進んでついて行こうとしてしまいます．なお，診断されるのは少なくとも生後9ヵ月の発達年齢の場合です．

愛着障害の治療は？

愛着障害は，ネグレクトや愛着形成の制限など，養育に課題を抱えていることが多いため，愛着基地（安心して愛着を得ることができる場）の形成を通して，他者に対する安心感や信頼感を醸成することが必要不可欠です．そこで，養育者へのカウンセリングや心理療法の適用，福祉をはじめとした社会的資源の利用など多面的な支援が必要です．

ストレス反応・適応障害患者への接し方のポイント

脅威を感じる出来事に遭遇した場合は，心身の安静を保つことができるような関わりを！

災害や事故，事件など，脅威を感じるようなストレスフルな出来事に遭遇したとき，計りしれない心身の反応が生じます．こうした状況で前述した一定の条件を満たす場合，急性ストレス障害やPTSDと診断されます．このように脅威を感じるようなストレスフルな出来事に遭遇した場合，まずは，心身の安静を保つことができるような関わりが必要不可欠です．当事者の心境に十分に寄り添うことやリラックスできる環境をつくることも求められます．

元気にみえるときこそ，十分な配慮が必要！

たとえば，被災した直後などでは心身ともに極限の状態に陥り，身体的不調や心理的不調を呈することがあります．しかし，一定の時間が経つと，本来心身の不調があるにもかかわらず，周囲からは「元気があるように」みえることや，被災した状況をありありと語るなど，極限の状態とは相反して，あたかも苦しみを乗り越えたかのようにみえることがあります．しかしながら，こうした状態も強いストレッサーを受けた後に生じる反応です．周囲の支援者は，「元気だから大丈夫」と接するのではなく，こうした反応をしているからこそ，十分な配慮をしたうえで寄り添うことが求められます．

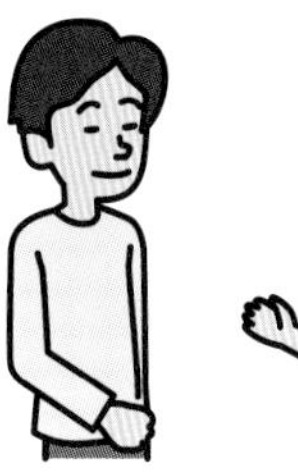
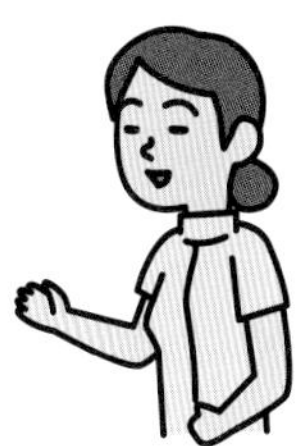

その人が抱える苦しみを理解しよう！

適応障害とは，一言で言えば，環境に適応することが難しい心身の状況であることといえるでしょう．しかし，たとえば，うつ病の診断基準を満たさない場合に評価されることから，もしかすると，周囲からは「不調であること」がわかりにくいものかもしれません．適応障害という診断を受けた人は，自分自身でもどうすることもできない苦しみ（落ち込みや倦怠感，焦燥感など）をもっています．まずは，その人が抱える苦しみを理解することが肝要です．そのためにも，疾患の特徴を十分に理解することが必要不可欠です．

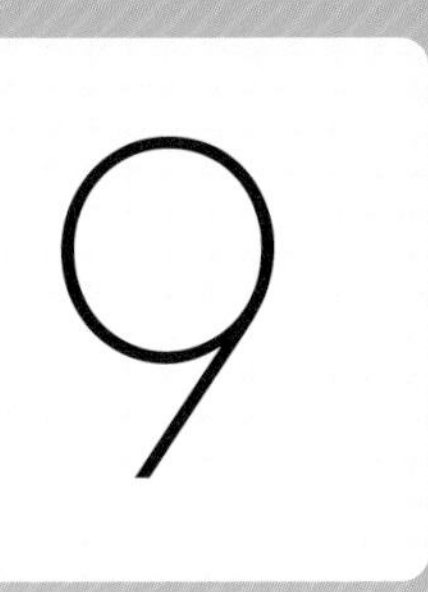

9 強迫症 / 強迫性障害

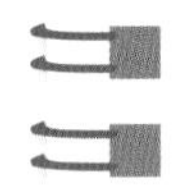

強迫症 / 強迫性障害は，DSM-5 では，「強迫症および関連障害 / 強迫性障害および関連障害群」に属する疾患です．世界的な有病率は 1.1％～1.8％程度とされています．ここでは，強迫症 / 強迫性障害や同じカテゴリに属するいくつかの疾患について解説します．

1 強迫症 / 強迫性障害の症状

POINT

強迫観念と強迫行為によって日常生活に支障が出ている状態

強迫観念と強迫行為とは？

強迫症 / 強迫性障害は，強迫観念と強迫行為によって日常生活に支障が出ている状態です．強迫観念とは，たとえば，「玄関の鍵をかけたかどうか」「台所の火を消したかどうか」などといった頭の中を巡り巡る観念です．強迫行為は強迫観念のもとで生じる行動であり，たとえば，鍵をかけたかどうか，台所の火を消したかどうか，実際に何度も確認する行為を指します（**図 1**）．強迫症 / 強迫性障害では，確認行為のほかに不潔恐怖や加害恐怖，儀式行為，物の配置へのこだわりなどがみられることがあります（**図 2**）．

強迫観念に伴う強迫行為は，辛さや不安を低減させることを目的に行われるものと考えられます．強迫観念はとてもつらく不安を高める観念です．自分

図 1 | 強迫観念と強迫行為

強迫観念

強迫行為

玄関の鍵をかけたか不安になり（強迫観念），家に戻って何度も確認をくり返します（強迫行為）

図 2 強迫症 / 強迫性障害でみられる行為の例

不潔恐怖

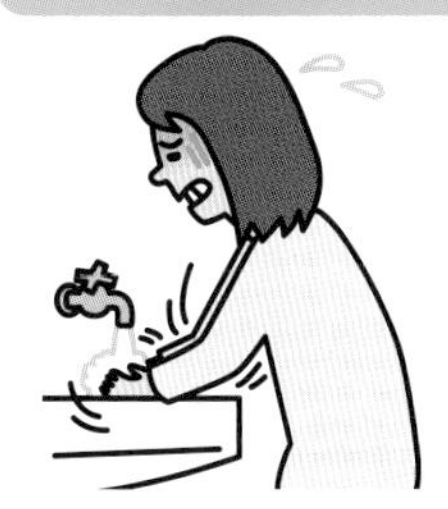

不潔をおそれて
手洗いをくり返す

儀式行為

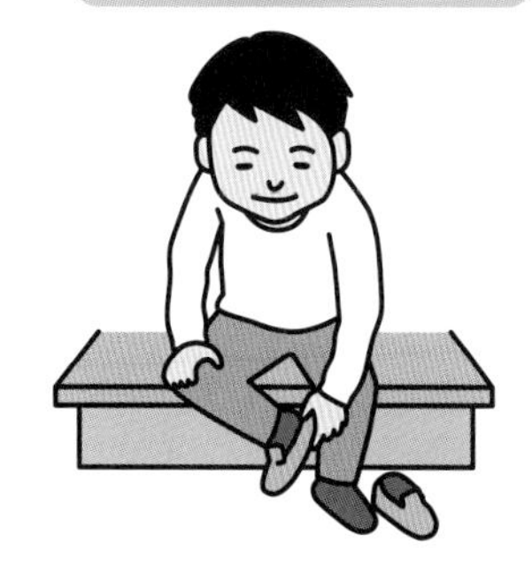

靴は必ず右から
履かないと落ち
着かない

物の配置へのこだわり

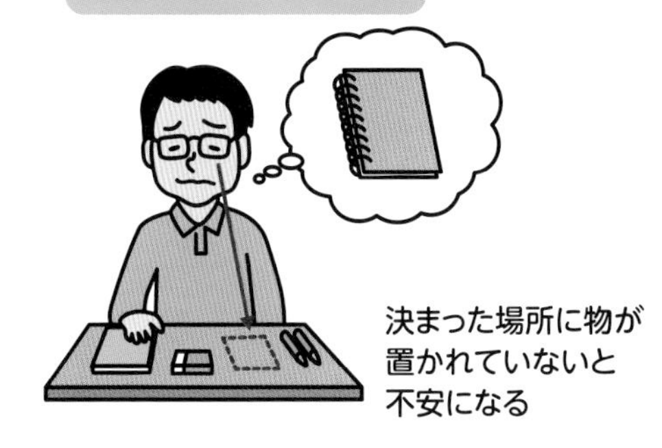

決まった場所に物が
置かれていないと
不安になる

加害恐怖

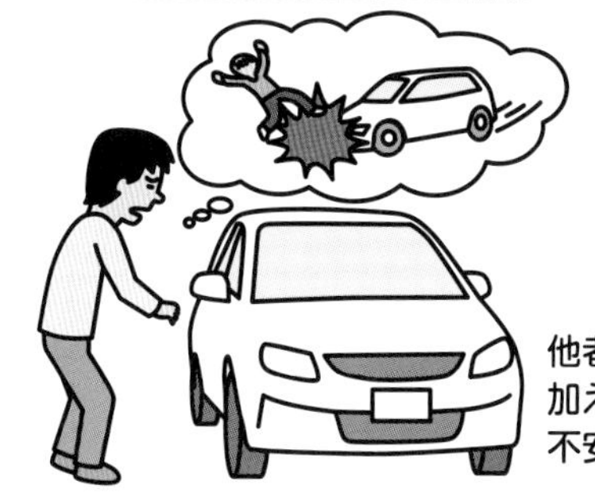

他者に危害を
加えると思い,
不安になる

自身で確認したり，他者から問題がないことを告げられることで，理屈ではそうではないと理解をしているにもかかわらず強迫観念がぬぐい切れないという特徴があります．強迫観念や強迫行為は 1 日 1 時間以上かけるなど，時間を浪費させるものです．

強迫観念や強迫行為以外の症状は？

強迫症 / 強迫性障害は，強迫観念や強迫行為に加え，強い不安や落ち込みをもつという特徴があり，うつ病との併存も多いです．なお，発達障害の障害特性として，強迫行為が生じている場合もあります．

2 強迫症 / 強迫性障害の治療

POINT

薬物療法と認知行動療法を行う

強迫症 / 強迫性障害の治療とは？

強迫症 / 強迫性障害は，その特徴である強い不安や落ち込みに対しては，選択的セロトニン再取込み阻害薬（SSRI）を用いた薬物療法を選択することが効果的です．情緒的側面が安定した後に，認知行動療法を用いることも標準的な治療法です．たとえば，強迫観念（認知的側面）と強迫行為（行動的側面）に対して治療的介入を行います（**図3**）.

図3｜強迫症／強迫性障害に対する認知行動療法（曝露反応妨害法）

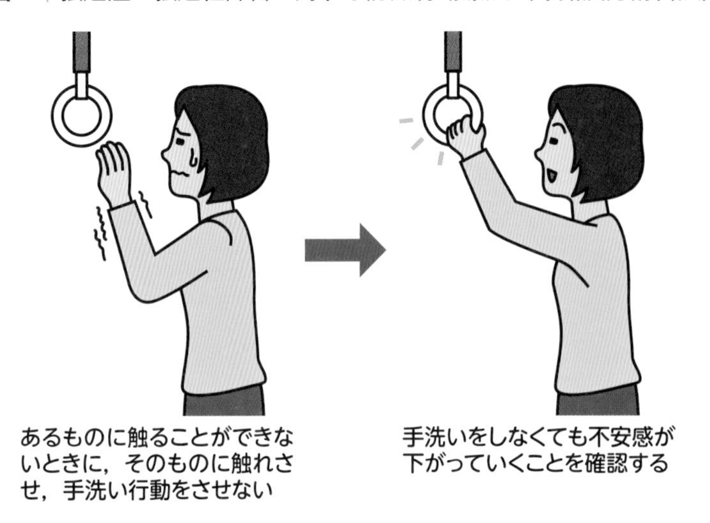

3 強迫症／強迫性障害の関連疾患

POINT

醜形恐怖症／身体醜形障害，ためこみ症，抜毛症，皮膚むしり症などがある

強迫症／強迫性障害の関連疾患とは？

強迫症／強迫性障害が含まれるDSM-5の「強迫症および関連障害／強迫性障害および関連障害群」には，強迫症の他，醜形恐怖症やためこみ症，抜毛症，皮膚むしり症などが含まれます（**図4**）.

醜形恐怖症／身体醜形障害とは？

醜形恐怖症／身体醜形障害は，自身の外見に関する欠陥や欠点にとらわれることです．その欠陥や欠点は，他者からは確認できないことや些細なものである場合もあります．その欠陥や欠点を補うように，鏡を見たり，過度に身繕いをしたり，他者と自身の身体とを比較することなども特徴です．

身体へのとらわれによって時間を無駄に過ごしてしまうこともあり，それによって日常生活に支障が出ている状態で診断されます．摂食障害でも，ボディ・イメージへの不満がみられますが（「2-4. 摂食障害」p.49参照），それでは説明がつかない身体への不満をもちます．なお，希死念慮や自殺企図率の高さも指摘されています．

ためこみ症とは？

ためこみ症は，所有物を手放すことや処分することが一過性ではなく持続的に困難となる疾患です．こうした困難さによって，生活スペースが制限されてしまうことや，危険にさらされてしまうこともあります．病識があるものとないもの，病識がなく妄

図４ | 強迫症／強迫性障害の関連疾患の例

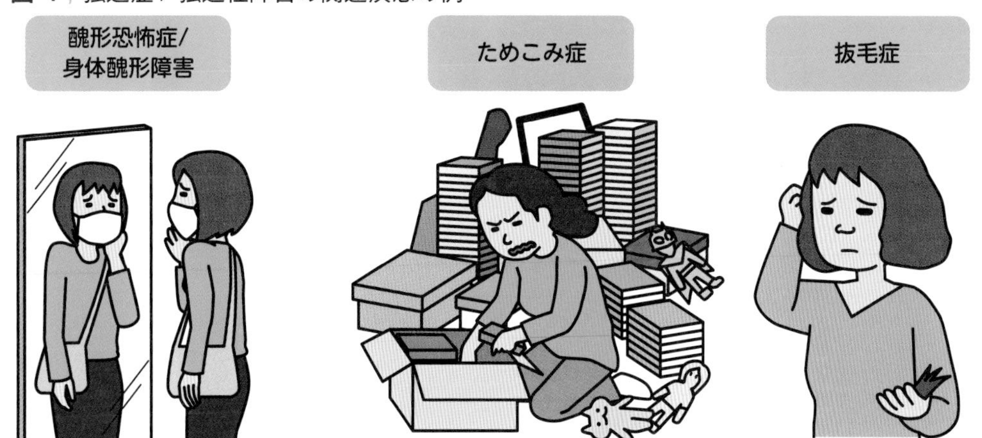

想的な信念を伴うものなどの型に分類されます．ためこみ症をもつ人の約80〜90%が過剰な収集を行うことが示されています．

抜毛症，皮膚むしり症とは

抜毛症は，くり返し体毛を抜くことで体毛を喪失してしまったり，やめたくてもやめられないことで日常生活に支障が出る疾患です．頭皮のほか，眉毛やまつ毛を抜くことが多いとされています．皮膚むしり症は，損傷を引き起こすほど皮膚をむしったり，やめたくてもやめられないことでこちらも日常生活に支障が出る疾患です．

いずれも緊張感の高まりなど，情動的変化が生じているときに抜毛や皮膚むしりをする可能性が高まることが指摘されています．

強迫症／強迫性障害患者への接し方のポイント

精神科などへの受診を勧める！

「そんなことないよ！　大丈夫だよ！」と言われても，自然と浮かんでくるものが強迫観念です．また，こうした強迫観念にしたがって生じる行動が強迫行為です．やめようと思ってもやめられるものではなく，本人が「大丈夫」と思っていたとしてもやめられないものです．前述のとおり，認知行動療法が効果的であるケースも多いため，医療機関への受診をお勧めします．

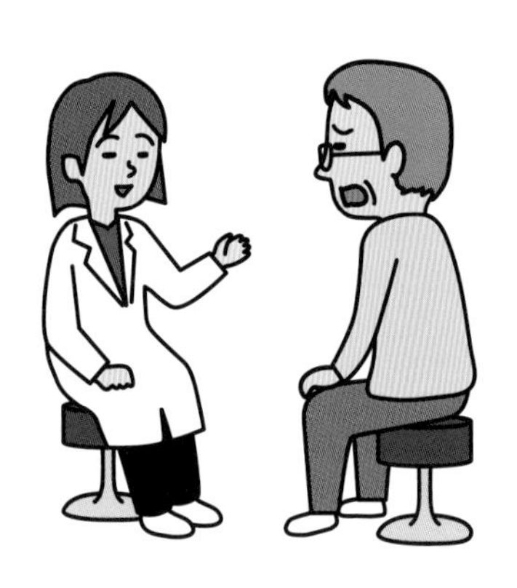

発達の観点からの確認が必要！

一概には言えませんが，小児の場合は，背景に自閉スペクトラム症が認められることが多く，強迫行為と合わせて，発達障害の有無を確認することが必要不可欠です．また，子どもにだけでなく，大人の強迫症をアセスメントする際にも，発達の観点から面接，検査を実施することも求められます．

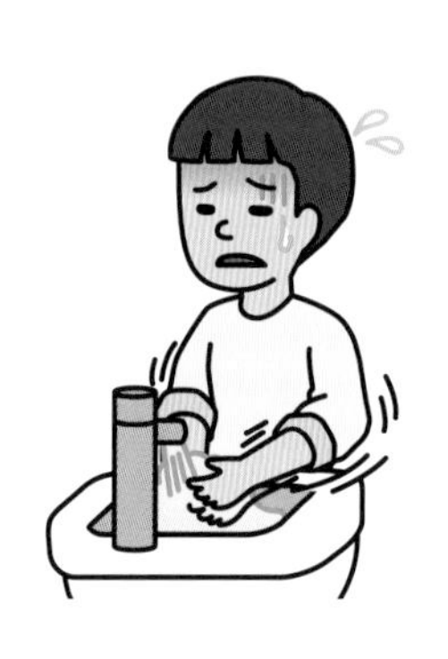

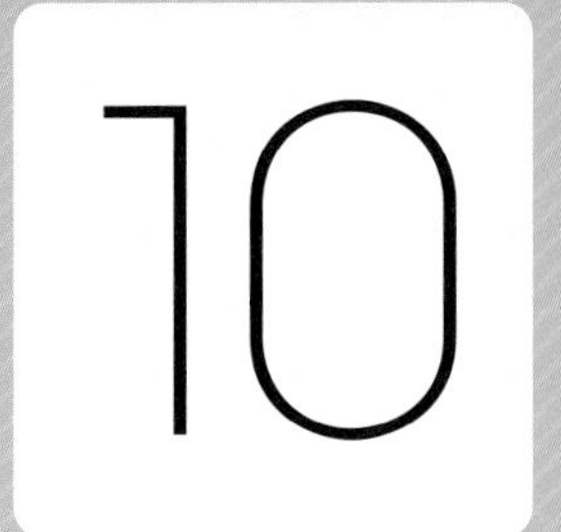

発達障害

発達障害は一つの障害ではなく，発達の偏りに関するいくつかの障害の総称です．DSM-5では，「神経発達症群／神経発達障害群」というカテゴリに該当します．このカテゴリには，自閉スペクトラム症／自閉症スペクトラム障害，注意欠如・多動症／注意欠如・多動性障害，限局性学習症／限局性学習障害などが含まれます．ここでは，これらの発達障害について解説します．

1 発達障害とは

POINT

発達の偏りによって行動面や情緒面にさまざまな特性が出ている状態

発達障害の原因とは？

発達障害とは，発達の偏りに関するいくつかの障害の総称です．原因は特定されていません．しかし，遺伝的な要因をはじめ，多くの要因が複雑に絡み合った結果生じるものであると考えられており，現在のところは脳の機能障害であるという説が有力です．先天的な障害のため，養育者の育て方が原因で生じるものではありません．

発達障害の特性とは？

行動面や情緒面など，その特徴はさまざまです．また，知的な発達の遅れを伴う場合もありますが，発達障害のすべてで知的側面に問題を抱えるわけではありません．また，同じ障害でも人によって特徴は異なり，複数の発達障害が併存しているケースもあります．こうした特徴は，乳児期や幼少期から存在しており，養育者が育児に困難さを感じることもあります．

発達障害はその特性によって，他者との関係に難しさを抱えるなど，環境に適応することが難しいケースもあります．こうしたことは，強いストレスの原因となり，その結果，心理的不適応状態に陥ることや，場合によっては，うつ病や不安症などといった精神疾患を発症することもあります．これは二次障害と呼ばれます．

発達障害の治療とは？

「治療をして治す」というものではありません．治療の主な目的は，その特性に合わせて日常生活をできるだけ円滑に送れるようにすることです．

障害の診断は幼少期にされることも多いため，養育者の理解や受容を促すことが求められます．発達障害をもつ，あるいはその疑いがある子どもに対しては，子どもが自立した生活を送れるようにするための療育などを通した発達支援が行われます．

また，社会適応を促すためにさまざまな技能を獲得することや社会的スキルトレーニングを適用することなども必要不可欠です．さらに，行動面の学習を促すために行動療法的なアプローチが効を奏することもあります．

薬物療法を用いることもありますが，注意欠如・多動症／注意欠如・多動性障害を除いて，障害特性を安定させる薬剤はありません．しかし，二次障害への対応として，抗うつ薬や抗精神病薬などを用いることもあります．

ひとくちメモ

社会的スキルトレーニング

社会的スキルトレーニング（social skills training；SST）は，自分の特性を知り，対人関係や社会生活にうまく適応していくためのスキルを学ぶトレーニングです．ロールプレイやゲームなどを用いて，これまでに対人関係などで困った場面の解決方法を練習することで，自分の特性に沿った適切な振る舞いなどを学ぶことができます．

2 自閉スペクトラム症（ASD）

POINT

コミュニケーションや行動，知覚や感覚にさまざまな特性をもつ

ASDとは？

自閉スペクトラム症／自閉症スペクトラム障害（autism spectrum disorder；ASD）は，DSM-5では「神経発達症群／神経発達障害群」に分類されています．現在では，臨床の場面では用いられなくなりましたが，いわゆる「アスペルガー症候群」もここに含まれます．疾患名の「スペクトラム」は「連続性」を意味し，軽度のものから重度のものまでが連続している障害としてとらえられています．

ASDの特性とは？

コミュニケーションや行動，知覚や感覚に特徴があります（**表１**）．知的な発達の遅れを伴う場合もあります．特に，他者の立場に立つことが困難であるという特性は，対人関係に影響を与える場面も多く，重度になると養育者との意思疎通も思うようにいかないこともあります．

一方で，記憶などといった一部の能力が突出していることもあり，そのような能力を発揮しながら社会生活を送ることができている人もいます．

表 1 ASD の特徴

コミュニケーションの問題	・会話（やりとり）が上手くかみ合わないことがある ・興味や感情を他者と共有することが難しい ・視線を合わせることや身振り手振りの異常 ・仲間や友人など，人間関係への関心の欠如　など
行動的側面の特徴	・常同的・反復的な身体運動・道具の使用・会話（反響言語） ・同一性へのこだわり，習慣・儀礼的行動へのこだわり ・きわめて限定された興味・関心 ・変化に対する苦痛　など
知覚・感覚的な特徴	・特定の感覚刺激（音や光，匂い）に対して過敏あるいは鈍感である ・痛みに対する異常（痛みを感じない，過度に感じる）　など ・触覚に過敏である
その他	・この特徴により社会的・職業的な機能が障害されている ・知的能力障害と併存することもある

ひとくちメモ

サリーとアンの課題

「サリーとアンの課題」は，自閉スペクトラム症で困難がみられる他者の立場に立ち，その立場から他者のことを理解できる能力を確かめる方法として有名です．

「サリーとアンが同じ部屋におり，サリーは人形をかごに入れて部屋を出ます．そして，アンはかごの中の人形を自分の箱の中に隠します．サリーが戻ってきて人形で遊ぶとき，どこを探すでしょうか？」というものです．

正常な発達では，就学児になるとほとんどは「かごの中」と正答しますが，自閉スペクトラム症では他者（ここではサリー）の立場から考えることができず，回答が困難になることが多いようです．

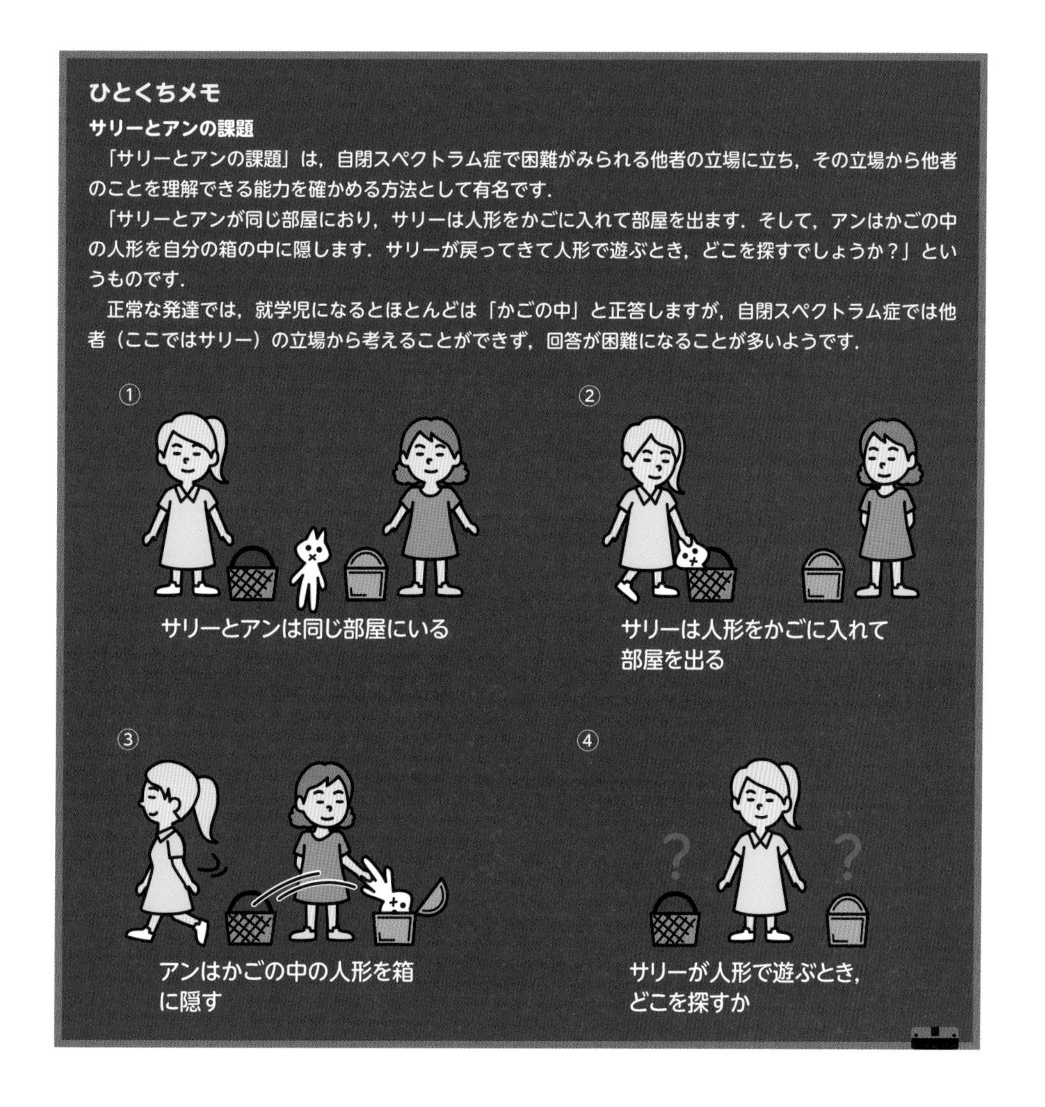

3 注意欠如・多動症（ADHD）

POINT

不注意と多動性・衝動性による特性がみられる

ADHDとは？

注意欠如・多動症／注意欠如・多動性障害（attention-deficit/hyperactivity disorder；ADHD）は，脳の機能異常で脳内の神経伝達物質（ドパミン，ノルアドレナリン）が不足したり，神経伝達の調節異常が生じたりするために起こると考えられています．

他の発達障害と異なり，薬物療法によってその特性を大幅に改善させることができます．ADHDの治療薬は，脳内の神経伝達物質の働きを強めたり，調整したりすることができます．メチルフェニデート塩酸塩（コンサータ®），アトモキセチン塩酸塩（ストラテラ®）などが用いられます．

ADHDの特性とは？

不注意（気が散りやすい，集中できないなど）や多動性・衝動性（落ち着かない，じっとしていられないなど）が特徴です（**図１**）．不注意と多動性・衝動性が混合しているタイプ，不注意が優勢なタイプ，多動性・衝動性が優位なタイプがあります．軽度の場合は，こうした特徴がもたらす影響はわずかですが，重度の場合は，社会的・職業的機能に支障が出ることもあります．成人になると多動性や衝動性はみられなくなる傾向にありますが，不注意の特性は引き続きみられます．

図１｜ADHDの特徴

不注意

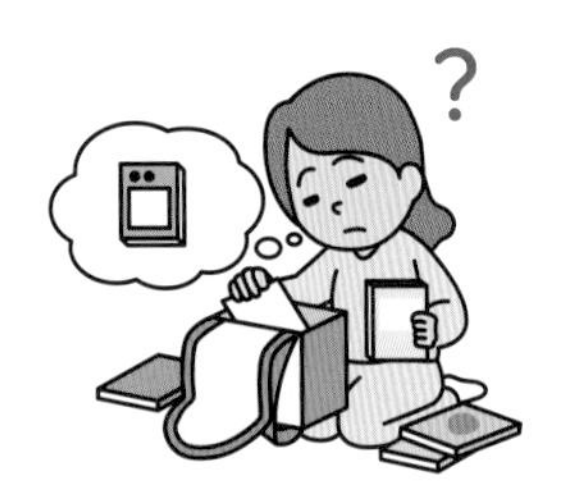

- 気が散りやすい
- 活動に集中できない
- 順序立てて行動できない
- 期限を守れない
- 忘れ物・なくし物が多い

多動性・衝動性

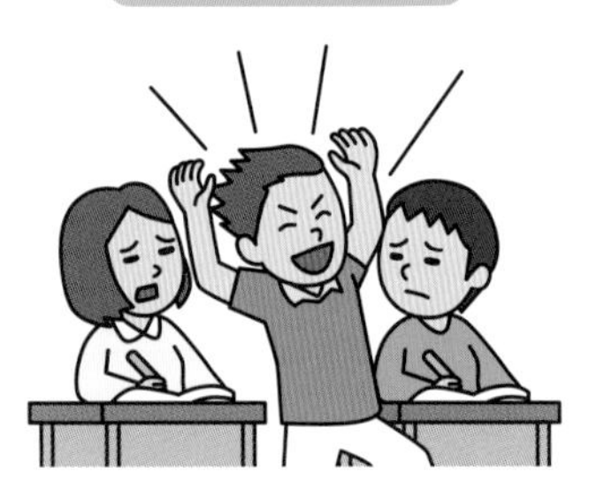

- いつも落ち着かない
- 待つことが苦手
- じっとしていられない
- 静かにしていられない
- 失言・突発的な言動が多い

4 限局性学習症（LD）

POINT

読字や書字，算数などの学習が困難となる

LD とは？

限局性学習症 / 限局性学習障害(learning disorder；LD）は，知的な発達の遅れがないにもかかわらず，読み書きといった，学習に必要な特定の能力を習得できず学習上の困難が生じている状態です．

LD の特性とは？

LD の特性は，読字や書字，算数などの困難さです（**図 2**）．読字の困難さとは，文章を正確にスムーズに読むことができない，読んでいるものを理解することができないなどを指します．書字の困難さとは，文字を正確に書くことができない，文法を正確に使用し，書くことができないなどです．算数の困難さとは，数字の概念や数値，計算を習得することができない，数学的な推論を行うことができないなどが挙げられます．

図 2 LD の特徴

読字の困難

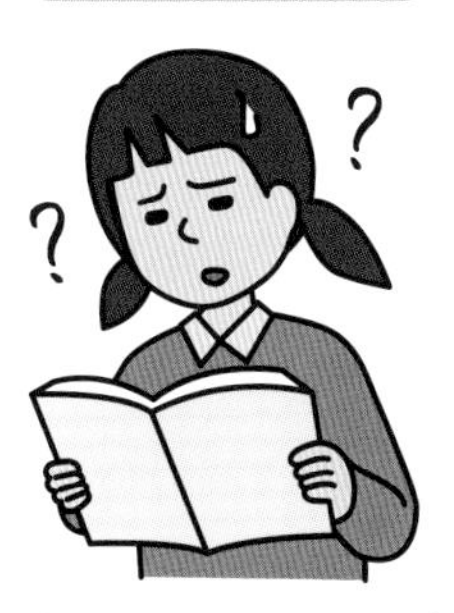

- 文章を正確にスムーズに読むことができない
- 読んでいるものを理解することができない

書字の困難

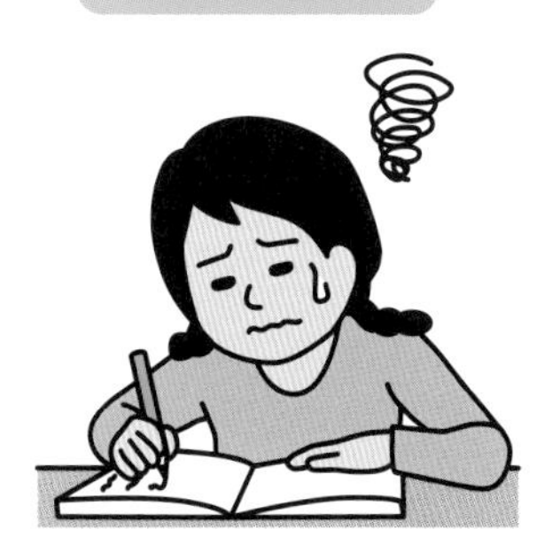

- 文字を正確に書くことができない
- 文法を正確に使用して書くことができない

算数の困難

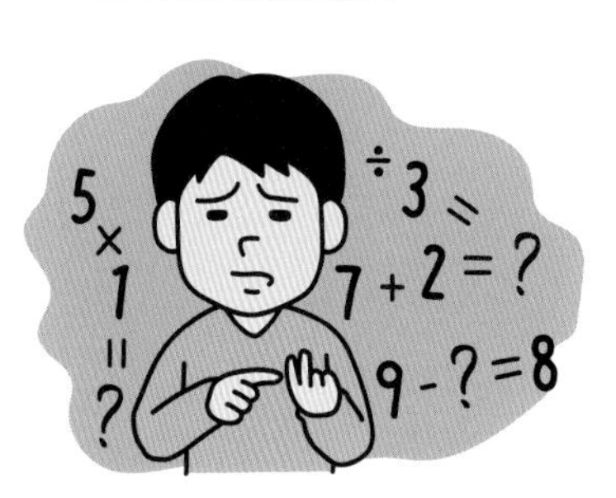

- 数字の概念や数値，計算を習得することができない
- 数学的な推論を行うことができない

5 その他の発達障害

POINT

吃音やチック，発達性協調運動症，知的能力障害群などがある

吃音とは？

DSM-5では，「コミュニケーション症群」のひとつに分類されています．コミュニケーション症群はいずれも，言語の使用や流暢さに困難を抱える障害です．このうち吃音は，「小児期発症流暢症（吃音）/小児期発症流暢障害（吃音）」にあてはまります．流暢に言葉を話すことができず，一般的に「どもる」話し方などになってしまうことが特徴です（**図3**）．

図3｜吃音の例

音を伸ばす
お－－－－－は よう
音をくり返す
お，お，お，お，おはよう
音が出にくい
………おは よう

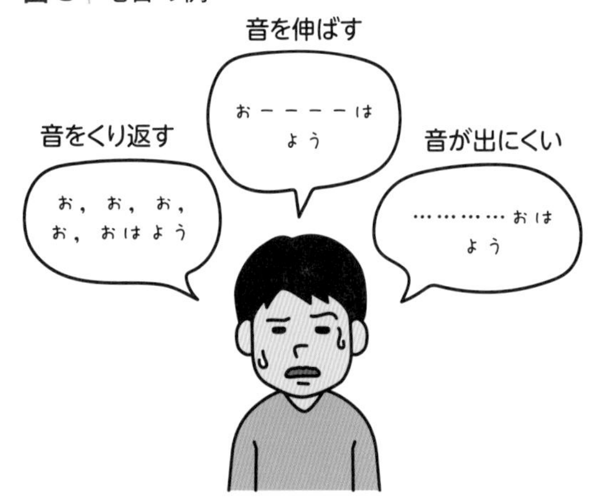

幼児・児童期からみられる場合がほとんどです．成長とともに症状が消失・軽減することも多いですが，成人まで持続することもあります．なお，神経疾患やストレスなどによって成人になってから発症することもあります．

チック症群 / チック障害群とは？

チックとは，突発的で不規則な身体の動きや発声をくり返す状態です．まばたきや首振りなどの運動チックと咳払いや鼻すすりといった音声チックがあります．小児にチックが一時的にみられることはよくあり，多くはそのまま経過をみるうちに軽快します．DSM-5では，「運動障害群」の下位カテゴリである「チック症群 / チック障害群」に分類され，持続期間や現れるチックの多さによって**表2**のように分類されています．

発達性協調運動症 / 発達性協調運動障害とは？

発達性協調運動症は，知的発達や身体機能に遅れや異常がみられないにもかかわらず，日常生活で行

表2｜チック症群 / チック障害群の下位分類

分類	特徴
トゥレット症 / トゥレット障害	・さまざま運動チックや1種類以上の音声チックがみられる ・持続期間は1年以上である
持続性（慢性）運動または音声チック症 / 持続性（慢性）運動または音声チック障害	・1種類以上の運動チックまたは音声チックがみられるが，その両者が同一にみられることはない ・持続期間は1年以上である
暫定的チック症 / 暫定的チック障害	・1種類以上の運動チックまたは音声チックがみられる ・持続期間は1年未満である

いずれも18歳以前に発症する．

（文献1）より作成）

う協調運動が困難になる状態です．協調運動（協応運動）とは，目と手や手と足などを同時に使う運動です．たとえば，ジャンプしながら手や腕を回す運動であるなわとびなどが例として挙げられます．極端な不器用さや運動の苦手さとして現れます．DSM-5では，「運動障害群」の下位カテゴリである「発達性強調運動症／発達性協調運動障害」に分類されています．

知的能力障害群とは

DSM-5における「知的能力障害群」は，知的発達の障害を指し，一般に「知的障害」「精神遅滞」とも呼ばれるものです．知的機能（論理的思考や学習など）や適応機能（環境に適応する能力）の欠陥や限定が特徴です．DSM-5では，下位カテゴリとして，「知的能力障害」「全般的発達遅延」「特定不能の知的能力障害」があります．

重症度は，軽度，中等度，重度，最重度に分けられます．かつてはIQにより判断されていましたが，DSM-5ではIQを目安に判断しません．重症度によって学習やコミュニケーション，日常生活上の動きについてもできることが限られています（**表3**）．

ひとくちメモ

常同運動症／常同運動障害

DSM-5の「運動障害群」には，チック症群／チック障害群や発達性協調運動症／発達性協調運動障害の他に常同運動症／常同運動障害も含まれています．身体を揺らすなどの動作を反復したりといった常同行動をくり返します．常同行動には，頭を打ちつけたり自身の身体を噛むといった自傷行為が含まれる場合もあります．

表3｜知的能力障害の重症度

重症度	概念的（学問的）領域	社会的領域	実用的領域
軽度	就学前の子どもでは明らかな遅れはなく，就学後に学習などについては周囲の手助けが必要となる．	定型発達の同年代と比較して，対人コミュニケーションは未熟である．	難しい日常生活上の出来事については周囲の手助けが必要となる．
中等度	定型発達の同年代と比較して明らかに遅れが認められる．学習についても限定される．	定型発達の同年代と比較して，対人コミュニケーションは明らかに遅れが認められる．周囲はかなり支援することが求められる．	成人として，食事や身支度などは可能であるが，これが可能になるまで長期にわたる支援が必要となる可能性がある．
重度	概念的（言葉や数の概念など）な能力の獲得が限定される．	定型発達の同年代と比較して，対人コミュニケーションは限定される．単純な会話や身振りによるコミュニケーションは理解している．	食事や身支度，入浴などを含む日常生活で必要な事柄に支援が必要となる．
最重度	概念的（言葉や数の概念など）な能力の使用は難しい．	定型発達の同年代と比較して，対人コミュニケーションは非常に限定される．いくつかの単純な指示や身振りは理解できることもある．	食事や身支度，入浴などを含む日常生活で必要な事柄について他者に依存するが，一部の活動は可能な場合もある．

（文献1）より作成）

発達障害をもつ人への接し方のポイント

ASDの人へは具体的な情報を伝えよう！

ASDの人は，あいまいなことの理解や突発的な対応が難しい場合もあります．そのため，他者からの「適当な」指示や急な変更にパニックになってしまうこともあります．そこで，具体的な情報を事前に十分に伝えるとよいでしょう．

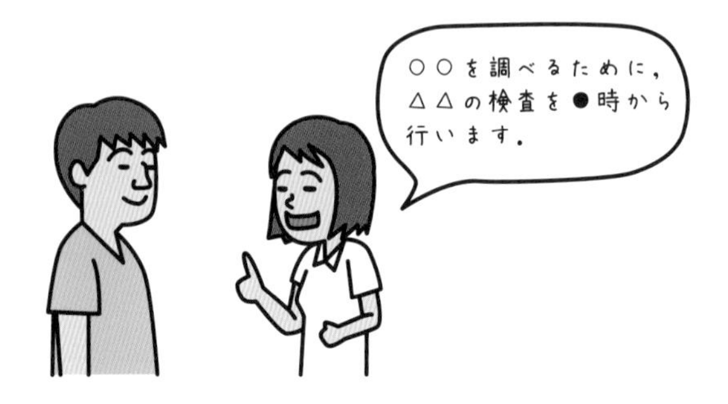

特性に合わせた環境調整を行う！

発達障害をもつ人にとって苦手な刺激は，「我慢すればよい」というものではありません．周囲にとっては不快な刺激ではない場合でも，その障害特性により非常に嫌悪的な刺激に感じられることがあります．こうした場合は，その刺激（環境）そのものを変える必要があります．

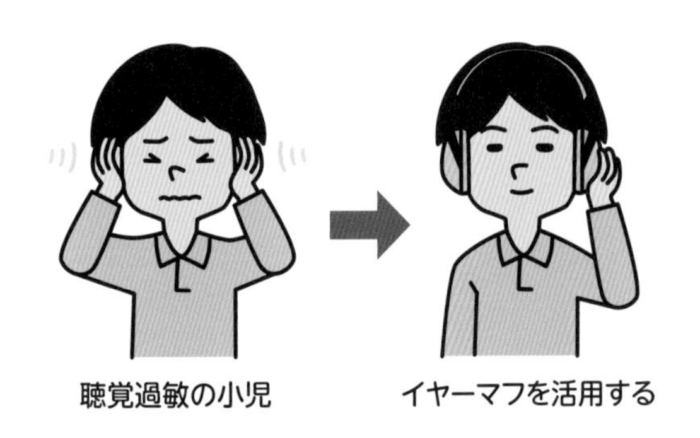

先が見えない状況は混乱する！

先が見えないスケジュールや，急なスケジュール変更があると混乱してしまうことがあります．これは，自分が決めたスケジュールや決まり事に沿った毎日を過ごしているという事情があります．したがって，先々に生じることを明確に伝えることや，丁寧にスケジュールを提示することで，心理的安定を促しましょう．

得意な能力を伸ばす！

発達障害を抱える人々の中には，こだわりや過度に集中できるなどの特徴をもつ方もいます．こうしたこだわりや集中は止めようと思っても止められるものではありません。こうした特徴を上手に捉え，本人の能力として伸ばすことができれば，その個人の強みになります．

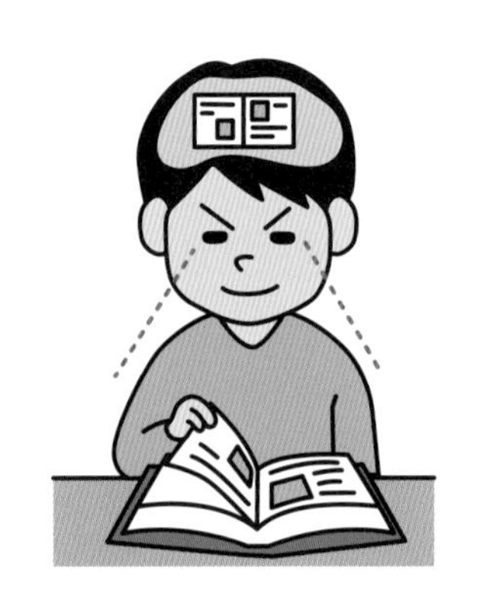

参考文献

第1章　精神疾患の診療の実際

2．精神疾患の検査・診断

1）馬場禮子：精神分析的人格理論の基礎．岩崎学術出版社，2008．
2）山蔦圭輔，本田周二：メディカルスタッフのための基礎からわかる人間関係論．南山堂，2021．
3）山蔦圭輔：メディカルスタッフのための基礎からわかるカウンセリングと心理療法．南山堂，2022．
4）厚生労働省：ICD-11の概要．2018．https://www.mhlw.go.jp/content/12601000/000343408.pdf

3．精神疾患の治療①心理（精神）療法

1）氏原寛，亀口憲治，成田善弘，他編：心理臨床大辞典（改訂版）．培風館，2004．
2）山蔦圭輔，本田周二：メディカルスタッフのための基礎からわかる人間関係論．南山堂，2021．
3）山蔦圭輔：メディカルスタッフのための基礎からわかるカウンセリングと心理療法．南山堂，2022．

4．精神疾患の治療②薬物療法

1）橋本敬太郎，赤池昭紀，石井邦雄，川西徹，監訳：グッドマン・ギルマン薬理書（第13版）―薬物治療の基礎と臨床―[上巻]．廣川書店，2022．
2）三輪高市，中村友喜，編．神経ゼミ：抗精神病薬講座，Rp.+，20（1）：南山堂，2021．
3）畝﨑榮，竹内裕紀：精神・神経疾患の薬物治療．オーム社，2012．

第2章　疾患別　知っておきたい基礎知識

1．うつ病，双極性障害

1）日本精神神経学会（日本語版用語監修），髙橋三郎・大野裕（監訳）：DSM-5 精神疾患の診断・統計マニュアル．医学書院，2014．
2）山蔦圭輔：メディカルスタッフのための基礎からわかるカウンセリングと心理療法．南山堂，2022．

2．統合失調症

1）日本精神神経学会（日本語版用語監修），髙橋三郎・大野裕（監訳）：DSM-5 精神疾患の診断・統計マニュアル．医学書院，2014．
2）山蔦圭輔：メディカルスタッフのための基礎からわかるカウンセリングと心理療法．南山堂，2022．

3．睡眠障害

1）日本精神神経学会（日本語版用語監修），髙橋三郎・大野裕（監訳）：DSM-5 精神疾患の診断・統計マニュアル．医学書院，2014．

4．摂食障害

1）日本精神神経学会（日本語版用語監修），髙橋三郎・大野裕（監訳）：DSM-5 精神疾患の診断・統計マニュアル．医学書院，2014．
2）山蔦圭輔：メディカルスタッフのための基礎からわかるカウンセリングと心理療法．南山堂，2022．

5．依存症（嗜癖・アディクション）

1）日本精神神経学会（日本語版用語監修），髙橋三郎・大野裕（監訳）：DSM-5 精神疾患の診断・統計マニュアル．医学書院，2014．

6．パーソナリティ障害

1）日本精神神経学会（日本語版用語監修），髙橋三郎・大野裕（監訳）：DSM-5 精神疾患の診断・統計マニュアル．医学書院，2014．
2）山蔦圭輔，本田周二：メディカルスタッフのための基礎からわかる人間関係論．南山堂，2021．
3）山蔦圭輔：メディカルスタッフのための基礎からわかるカウンセリングと心理療法．南山堂，2022．

7．不安症

1）日本精神神経学会（日本語版用語監修），髙橋三郎・大野裕（監訳）：DSM-5 精神疾患の診断・統計マニュアル．医学書院，2014．
2）山蔦圭輔，本田周二：メディカルスタッフのための基礎からわかる人間関係論．南山堂，2021．
3）山蔦圭輔：メディカルスタッフのための基礎からわかるカウンセリングと心理療法．南山堂，2022．

8．ストレス反応・適応障害

1）日本精神神経学会（日本語版用語監修），髙橋三郎・大野裕（監訳）：DSM-5 精神疾患の診断・統計マニュアル．医学書院，2014．
2）山蔦圭輔，本田周二：メディカルスタッフのための基礎からわかる人間関係論．南山堂，2021．
3）山蔦圭輔：メディカルスタッフのための基礎からわかるカウンセリングと心理療法．南山堂，2022．

9．強迫症／強迫性障害

1）日本精神神経学会（日本語版用語監修），髙橋三郎・大野裕（監訳）：DSM-5 精神疾患の診断・統計マニュアル．医学書院，2014．
2）山蔦圭輔：メディカルスタッフのための基礎からわかるカウンセリングと心理療法．南山堂，2022．

10．発達障害

1）日本精神神経学会（日本語版用語監修），髙橋三郎・大野裕（監訳）：DSM-5 精神疾患の診断・統計マニュアル．医学書院，2014．
2）山蔦圭輔，本田周二：メディカルスタッフのための基礎からわかる人間関係論．南山堂，2021．
3）山蔦圭輔：メディカルスタッフのための基礎からわかるカウンセリングと心理療法．南山堂，2022．

コラム

愛着障害

1） 日本精神神経学会（日本語版用語監修），髙橋三郎・大野裕（監訳）：DSM-5 精神疾患の診断・統計マニュアル．医学書院，2014．
2） 山蔦圭輔：メディカルスタッフのための基礎からわかるカウンセリングと心理療法．南山堂，2022．

索　引

【日本語】

【外国語】

監修者・著者略歴

野田哲朗（のだ てつろう）
東布施野田クリニック 理事長・院長
兵庫教育大学 客員教授
大阪人間科学大学 特任教授
1984年大阪医科薬科大学卒業．博士（医学）．精神科専門医．アルコール専門病院にて臨床研究を終えたのち，大阪府に入職．大阪府保健所，大阪府こころの健康総合センター，大阪府庁，大阪府精神医療センターを経て，2015年より兵庫教育大学教授兼保健管理センター所長に就任し公認心理師，臨床心理士の養成に携わる．この間，メンタルヘルス，アルコール・薬物アディクション，災害精神医学，司法精神医学などの研究に従事．著書，論文多数．

山蔦圭輔（やまつた けいすけ）
神奈川大学人間科学部人間科学科 / 神奈川大学大学院人間科学研究科 教授
合同会社メンタルヘルスケア・ネットワーク 代表社員
一般社団法人臨床心理技能開発機構南浦和つながりクリニック 代表理事
2007年早稲田大学大学院人間科学研究科博士後期課程修了，博士（人間科学），公認心理師・臨床心理士・専門社会調査士．早稲田大学人間科学学術院准教授，順天堂大学スポーツ健康科学部准教授，大妻女子大学人間関係学部准教授などを経て，現職．主な著書に『ベーシック健康心理学―臨床への招待』（ナカニシヤ出版，2015年）『こころの健康を支える臨床心理学』（学研メディカル秀潤社，2012年）などがある．摂食障害予防や医療従事者の支援を専門とする．

大友隆之（おおとも たかゆき）
東京薬科大学薬学部／東京薬科大学大学院薬学研究科 講師
2007年東京薬科大学薬学研究科博士後期課程終了，博士（薬学），薬剤師，危険物取扱者（甲種）．独立行政法人国立病院機構相模原病院臨床研究センター研究員，財団法人日本予防医学協会リサーチレジデント，東京薬科大学薬学部助教などを経て現職．同大学の臨床医療薬学センターにて，基礎薬学と臨床薬学を繋げるべく研究活動や教育活動を行っている．

まるごとわかる！　精神疾患

2023年 9月 1日　1版1刷　©2023

監修者　著　者
野田哲朗（のだてつろう）　山蔦圭輔（やまつたけいすけ）　大友隆之（おおともたかゆき）

発行者
株式会社 南山堂　代表者 鈴木幹太
〒113-0034　東京都文京区湯島 4-1-11
TEL 代表 03-5689-7850　www.nanzando.com

ISBN 978-4-525-50431-1